ISBN	3-7088-0030-3
© Copyright	Kneipp-Verlag GmbH, Kunigundenweg 10, A-8700 Leoben
	Zweigstelle: Millergasse 37/1, A-1060 Wien
Autoren	Dr. med. René Wenzl
	Dr. med. Christian Matthai
	Sohyi Kim
Fotos	Thomas Apolt
Grafik, technische Bearbeitung	Martin Jurkowitsch, Kneipp-Verlag
Druck	Theiss GmbH, A-9431 St. Stefan
	Printed in Austria

2. Auflage, Mai 2006

dr. med. rené wenzl
dr. med. christian matthai
sohyi kim

heilsame nahrung

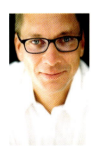
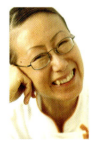
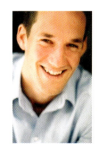

dr. med.
rené wenzl

sohyi kim

dr. med.
christian matthai

Inhalt

Ein guter Koch
ist ein halber Arzt 9

Fische machen fit: Gelenk-
beschwerden – degenerative
Gelenkerkrankungen 10
Gelenkerkrankungen 14
   Omega-3-Fettsäuren,
   ungesättigte Fettsäuren 16
   Chondroitin, Glucosamin......... 16
   Niacin................................. 16
   Vitamin C 17
   Vitamin D 17
   Vitamin E 17
   Bor, Mangan, Selen.................. 17
   Methionin 18
   Ingwer 18
Avocado-Shrimps-Salat 20
Huhn auf Frucht-Couscous
mit Orangen-Limetten-Soße........... 22
Gebratener Tofu in Teriyakisoße
mit gedämpftem Brokkoli
in Erdnussbröseln.......................... 24

Frisches Gemüse reguliert
Ihr Cholesterin 26
Hohes Cholesterin........................ 29
   Omega-3-Fettsäuren 32
   Ballaststoffe 32
   Soja 32
Frischer Blattsalat mit Früchten
und gesalzenen Sardinen............... 34
Sesam-Erdnuss-Suppe
mit Spinatnudeln 36

Vollkorn schützt Herz
und Kreislauf 38
Herz-Kreislauf-Erkrankungen......... 41
   Rote Weintrauben, Saft von
   roten Trauben, Rotwein 44
   Kakao – Schokolade................. 44
Sojamilch mit mediterranem
Couscous-Salat 46
Zwiebel-Lauch-Tuna-Laibchen
mit süßsaurer Koriander-Soße 48
Tunasteak mit Tofuröllchen
in Schoko-Chili-Soße 50

Curry & Co. –
ein optimaler Krebsschutz? 52
Krebs 56
   Ballaststoffe 58
   Capsaicin 58
   Curry – Kurkuma 58
   Glucosinolate 58
   Karotinoide 59
   Vitamin C 59
Kichererbsensalat mit Brokkoli 60
Heurigenkraut mit Tuna gefüllt
und Spinat-Erdäpfel 62
Ingwer-Orangen-Saft 64

Heidel- und Preiselbeeren –
altbekannte Arzneimittel 66
Chronische Müdigkeit 69
   Heidelbeeren, Preiselbeeren 72
   Essentielle Fettsäuren 72
   Glutathion............................. 72
   Coenzym Q10......................... 73
   Nachtkerzenöl 73
Heilbutt mit Eierschwammerln
in Kernöl-Preiselbeersoße 74
Linsencurry mit gedämpftem
Lachs im Bananenblatt.................. 76
Bananenfrappé in Kokosmilch
mit Nachtkerzenöl 78

Soja und Hülsenfrüchte –
schützen nicht nur
den Darm.................................. 80
Beschwerden des
Verdauungstraktes 84
   L-Glutamin............................ 86
   L-Arginin 87
   Zink 88
   Vitamin A 89
   Pro- und prebiotische
   Nahrungsmittel 89
   Grüner Tee 89
   Ingwer 90
   Zitronengras 90
   Olivenöl................................ 90
   Möglicherweise hilfreich sind ... 90
   Kleine Kräuterheilkunde............ 91
Ingwer-Marillen-Huhn-
Millefeuille 92
Rotes Lemongras-Curry
mit Tempeh 94
Ingwer-Apfelmus 96

Kürbis hilft der Prostata 98
Prostatahypertrophie.................... 101
   Vitamin E 102
   Kalzium 104
   Eisen.................................... 104
   Vitamin C 104
   Selen.................................... 104
   Glutathion............................. 105
   Lycopin................................. 105
   Glucosinolate 105
   Phytohormone........................ 105
   Zink 105
   Capsaicin 106
   Curry.................................... 106
Mango-Papaya-Salat
mit Sardinensoße 108

Reisnudeln mit
sautierten Steinpilzen.................... 110

Gingsengrisotto mit
Ume-Boshi-Pflaumen und
Maronistücken 112

Lavendel bei depressiven
Verstimmungen 114

Depression 117

Lavendel.................................. 117

Salbei und Melisse................... 118

Ginkgo bilboa 118

Folsäure 118

L-Tryptophan........................... 118

Red Snapper mit
Lavendel-Püree............................. 120

Frittierter Salbeitofu mit
Fenchel-Orangen im Wok.............. 122

Melissen-Tee 124

Frisches Obst und
Gemüse bei prämenstruellen
Beschwerden 126

Prämenstruelles Syndrom.............. 129

Magnesium 130

Vitamin B6.............................. 130

L-Tryptophan........................... 130

Lein- und Sesamöl 130

Sesamrisotto mit Seetangsalat...... 132

Hagebutten-Tee
mit Gurkensandwich 134

Die Natur hilft bei
Wechselbeschwerden 136

Wechseljahre –
Wechselbeschwerden 139

Alfalfa 140

Traubensilberkerze 140

Ginseng.................................. 142

Yamswurzel.............................. 143

Bohneneintopf mit Tempeh........... 144

Wokgemüse mit
Basmati-Wildreis........................... 146

Milchprodukte stärken
die Knochen 148

Knochenschwund 151

Vitamin D 155

Vitamin K 155

Eisen...................................... 156

Phytohormone........................... 156

Tomatensorbet mit Mozzarella
in Olivenöl 158

Bancha-Lachs-Sashimi kalt
geräuchert mit
Lemongras-Vinaigrette.................. 160

Spargel und Rosinen helfen
bei Wassereinlagerungen 162

Wassereinlagerung 165

Kalium.................................... 168

Spargel................................... 168

Flavonoide 168

Yamswurzel.............................. 169

Grüner Spargel mit
Lemongras-Tuna-Sugo 170

Dörrobst-Tee mit Birnensaft 172

Wurzeln schützen vor
Kopfschmerzen......................... 174

Migräne 177

Ingwer.................................... 178

Vitamin B2............................... 178

Coenzym Q10........................... 178

L-Tryptophan............................ 178

Süßkartoffelsuppe mit sautierten
Steinpilzen.................................... 180

Zuckermais-Püree mit
Garnelen-Wassermelonen-Spieß... 182

Gesund essen trotz
Zuckerkrankheit........................ 184

Diabetes mellitus.......................... 188

Wie kommt es dazu? 189

Ernährung als Therapie
der ersten Wahl 189

Glykämischer Index................... 191

Zimt....................................... 192

Ginseng.................................. 192

Aloe vera 192

Chrom 192

Nopal 192

Magnesium 194

Basilikum 194

Vitamin D 194

Vitamin E 194

Tunfisch-Avocado-Scheiben
mit Pomelo-Shrimps-Soße 196

Huhn-Gemüse-Spieß in
Soja-Zimt-Soße mit Thai-Reis....... 198

Literatur....................................... 200

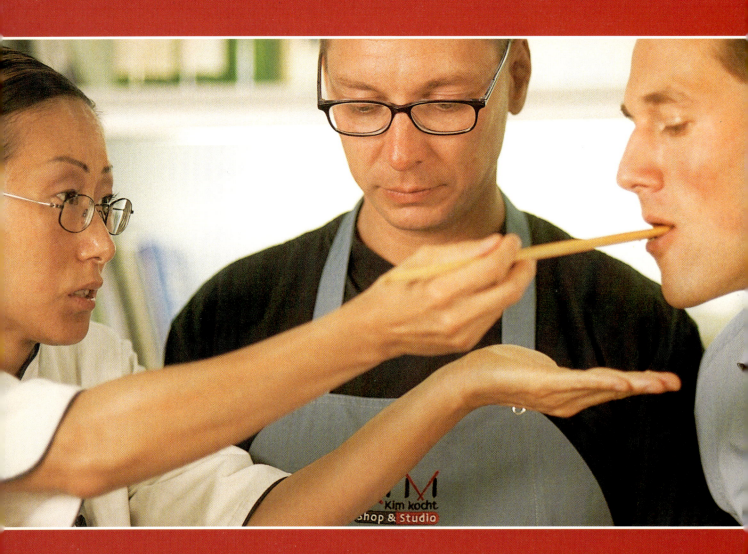

Ein guter Koch ist ein halber Arzt

aus dem »Brevier der Gesundheit« von Andrew Boorde um 1547

Bestimmte »Volkskrankheiten« können tatsächlich durch den Einsatz der richtigen Ernährung verhindert werden. Natürlich ist dies sehr weit gegriffen und nur zu einem gewissen Teil erreichbar, aber viele Menschen unterschätzen die positiven Effekte einer »Heilsamen Nahrung«.

Das Institut für höhere Studien (IHS) beziffert die Einsparungsmöglichkeiten durch korrekte Gesundheitsvorsorge in Österreich mit 3,6 Milliarden. Diese gewaltigen Einsparungspotentiale sind durch internationale Studien belegt. Ein bedeutender Faktor entfällt dabei auf richtige Ernährungsberatung.

Das Ziel einer »Heilsamen Nahrung« ist eine Besserung oder Linderung von Beschwerden oder Symptomen bei bestimmten bereits aufgetretenen Erkrankungen. Wahrscheinlich kann unser Konzept bei den meisten Menschen nicht komplette Beschwerdefreiheit erreichen, aber als zusätzliche Maßnahme ist es einfach und mit gutem Erfolg einsetzbar.

Auch wenn wir uns gesund ernähren: Am Beginn muss immer eine exakte Suche nach der Ursache der Beschwerden stehen. Die richtige Ernährung als zusätzliche Maßnahme soll neben dem schulmedizinischen Ansatz oder anderen Behandlungsmethoden dann ganz gezielt erfolgen.

Die Freude bei der Kombination der von uns empfohlenen Nahrungsmitteln, die kreative Gestaltung der eigenen Gerichte oder einfach die Nachempfindung von Kim´s »Schöpfungen« können alleine schon genug Effekt erzielen um eine positive Wirkung auf Ihre Beschwerden zu entwickeln. Wir kennen diesen Effekt in der Medizin als »Plazeboeffekt«.

Unsere rare Freizeit, das Streben nach langjähriger Gesundheit und fast »grenzenloser« Leistungsfähigkeit sollen die Triebfedern für bewusstes Auswählen und Einnehmen unserer Speisen sein.

Heilsame Nahrung kann das Auftreten von Krankheiten verhindern!

Heilsame Nahrung kann uns helfen, Medikamente einzusparen!

Heilsame Nahrung kann uns ein gesünderes und damit glücklicheres Leben ermöglichen!

Fische machen fit

Gelenkbeschwerden – degenerative Gelenkerkrankungen

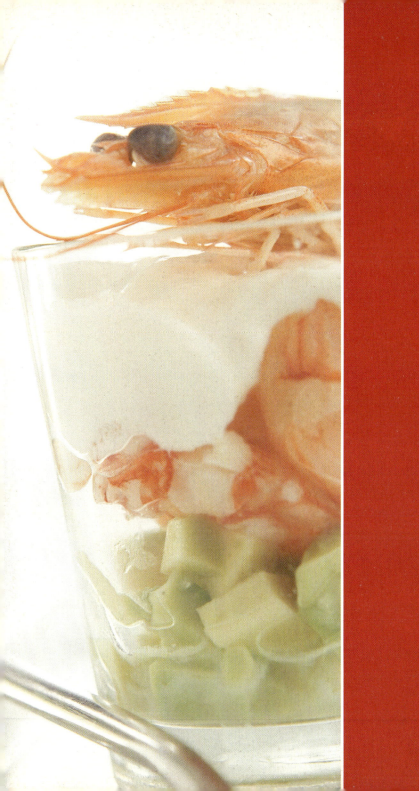
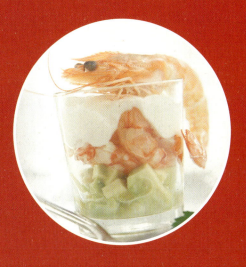

Japaner essen am meisten Sushi und haben die längste Lebenserwartung – ein Zufall?

Wenn Sie in London das Kaufhaus »Selfridges« aufsuchen und in der gigantischen Food-Abteilung im Erdgeschoss eine Portion Sushi kaufen, vermittelt Ihnen die Verpackung sofort, wie sinnvoll und gesund der Genuss von Fischen ist.

Hier wird folgendermaßen geworben:

»Japaner essen am meisten Sushi und haben die längste Lebenserwartung – ein Zufall? Fische sind fettarm, aber enthalten reichlich Omega-3-Fettsäuren und schützen daher vor Herzinfarkt. Fischöl ist zusätzlich wirksam gegen Thrombose und Sonnenbrand. Sechs bis neun Sushi-Stücke haben nur ca. 300 Kalorien. Wasabi ist reich am Vitamin C. Ingwer wirkt antibakteriell. Fisch ist leicht verdaulich. Eine Mahlzeit Sushi bietet eine ausgewogene Mischung aus Kohlenhydraten, Proteinen, Vitaminen und Mineralstoffen!«

Wir können vom wissenschaftlichen Standpunkt diese Ausführungen nur bestätigen!

Fische sind hervorragende Eiweißquellen. Fischeiweiß hat eine hohe biologische Wertigkeit, das heißt, es kann vom Menschen gut in körpereigenes Eiweiß umgewandelt werden.

Ein Großteil der Meeres- und Süßwasserfische ist sehr fettarm. So enthalten Dorsch, Flunder, Barsch, Hecht und Zander weniger als ein Gramm Fett und weniger als 100 kcal pro 100 Gramm. Andererseits liefern Lachs, Makrele, Hering, Tunfisch und Sardine zwischen 180 und 230 kcal pro 100 Gramm und enthalten große Mengen an Omega-3-Fettsäuren, die Balsam für das Herz-Kreislauf-System sind.

Sie regulieren den Cholesterinspiegel, senken die Triglyceride, aber auch das schlechte LDL-Cholesterin und erhöhen das gute HDL-Cholesterin.

Omega-3-Fettsäuren verhindern das Verkleben der Blutplättchen und wirken entzündungshemmend.

Fische enthalten B-Vitamine und sind auch aus diesem Grund eine hervorragende Alternative für Menschen, die auf den Verzehr von Fleisch verzichten. Hervorzuheben ist Fisch auch hinsichtlich des hohen Gehalts an Vitamin D.

Mindestens zwei Fischmahlzeiten pro Woche – der Gesundheit und dem Gaumen zuliebe.

Der heilsame Tipp

Zubereitung: Beim Dämpfen und Dünsten bleiben Vitamine und Geschmackstoffe besser erhalten als beim Frittieren!

In Folge gehen wir auf die besonders in Fischen reichhaltig vorhandenen Omega-3-Fettsäuren ein, die die Produktion entzündungsfördernder und knorpelabbauender Botenstoffe vermindern und dadurch Schmerzen bei degenerativen Gelenkerkrankungen lindern.

Gelenkerkrankungen

Gelenkbeschwerden gehören zu den häufigsten, chronisch verlaufenden und schmerzhaften Erkrankungen. Deshalb stellt diese Symptomatik eine der wesentlichsten finanziellen Belastungen unseres Gesundheitssystems dar. Laut WHO liegen arthritische Probleme an 4. Stelle der häufigsten Erkrankungen. Frauen sind davon wesentlich häufiger betroffen als Männer. Viele Menschen leiden unter Schmerzen in den verschiedensten Gelenken, die den ganzen Bewegungsapparat betreffen können. Meistens handelt es sich um chronisch-entzündliche Prozesse, bei denen unterschiedliche, teilweise autoimmunologische, aber auch andere noch nicht geklärte Ursachen eine Rolle spielen. Die Entzündungsreaktion betrifft besonders die Zellen der inneren Gelenkhaut, der Synovia. Zu den typischen Symptomen gehören Schmerzen, Morgensteifigkeit, Schwellungen, Gelenkverformungen und schließlich eine Funktionseinschränkung. Schulmedizinisch erfolgt die Behandlung mit Schmerzmitteln, Kortison oder Zytostatika. Eine kausale Therapie ist bislang nicht möglich. Wegen der deutlichen Nebenwirkungen dieser Behandlungsansätze suchen viele Betroffene nach alternativen und komplementären (zusätzlichen) Therapiemöglichkeiten. Eine besondere Möglichkeit bieten bestimmte Nahrungsmittel, deren Inhaltsstoffe entzündungshemmende, schmerzlindernde, knorpelaufbauende oder die Gewebestruktur verbessernde Substanzen enthalten.

Sisi – Gelenkschmerzen durch Mangelernährung?

Der extreme Lebensstil der Kaiserin forderte mit zunehmendem Alter seinen Tribut. Bei einer Körpergröße von 172 cm wog sie zeitlebens nur um 49 kg. Ihre Hüfte konnte sie durch Schnüren bis auf 65 cm verringern.

Sisi entsprach ihrem selbst auferlegtem Schönheitsideal nur, wenn sie extreme Diät hielt. Die Hungerkuren – sie ernährte sich zeitweise nur vom ausgelaufenen Saft rohen Fleisches – hatten dramatische Folgen.

Neben schlechten Zähnen, Hungerödemen und rascher Alterung besonders der Haut, litt Sisi unter massivsten Gelenkbeschwerden.

Zutaten	Inhaltsstoffe
Fische und Meeresfrüchte: Tunfisch Lachs Makrele Hering Kabeljau Rotbarsch Heilbutt Krabben Hummer Shrimps	Omega-3-Fettsäuren Niacin (früher Vitamin B_3) Selen Methionin Vitamin D Vitamin E
Grünlippmuschel Miesmuscheln	Glucosaminsulfat Chondroitinsulfat
Austern	Bor
Avocado	Ein – und mehrfach ungesättigte Fettsäuren Vitamin D Vitamin E
Hühner- und Putenfleisch	Methionin Niacin Selen Vitamin E
Soja	Bor Mangan Methionin
Nüsse: Cashew Haselnüsse Erdnüsse Mandeln	Methionin Vitamin E Mangan Bor Selen
Paranüsse	Selen
Schwarze Johannisbeere Petersilie Paprika	Vitamin C
Brokkoli Kohlrabi Spinat	Methionin
Oliven Olivenöl	ungesättigte Fettsäure
Ingwer	ätherische Öle

Welche Zutaten können helfen?

Omega-3-Fettsäuren, ungesättigte Fettsäuren

Die in fettreichen Fischen, Raps-, Soja- und Walnussöl enthaltenen mehrfach ungesättigten Fettsäuren unterdrücken die Produktion entzündungsfördernder und knorpelabbauender Botenstoffe und somit die mit dieser Erkrankung verbundenen Schmerzen. Zu dieser Gruppe gehören auch die Linol- und Linolensäure, entzündungshemmende Wirkstoffe, die an mehreren Punkten des Stoffwechsels der Arachidonsäure eingreifen.

Ungesättigte Fettsäuren blockieren das Enzymsystem der Entzündungsbotenstoffe und verhindern die Umwandlung der Arachidonsäure zu den entzündungsfördernden Eicosanoiden.

Der Gehalt der ungesättigten Fettsäuren ist bei Fischen umso höher, je kälter der Lebensraum dieser Tiere ist.

Chondroitin, Glucosamin

Seit Jahrhunderten steht die Grünlippmuschel (perna canaliculus) auf dem Speiseplan der Maoris, der Ureinwohner Neuseelands. Gelenkerkrankungen sind in diesem Volk nahezu unbekannt. In über 20-jähriger Forschungstätigkeit wurde belegt, dass der hohe Konsum an Grünlippmuscheln eine der Ursachen für diese »Immunität« ist. Die Inhaltsstoffanalyse der Muschel belegt eine hohe Dichte an nützlichen Biowirkstoffen, die für die Gesunderhaltung der Gelenke von Bedeutung sind. Chondroitin und Glucosamin gehören zur Gruppe der Proteoglykane – Eiweißzucker – und sind Proteine, die Wasser im Knorpelgewebe binden, somit als »Flüssigkeitsmagnet« wirken, die »Austrocknung« des Gelenkes verhindern und die Regeneration des Gelenkknorpels fördern. Gleichzeitig unterstützt Chondroitin die Zellen beim Aufbau des Knorpels und hemmt Enzyme, die diesen abbauen.

Studien zeigen, dass Schmerzen, Steifigkeit und Schwellungen der Gelenke verringert werden, weniger Schmerzmittel erforderlich sind und die »walking time« ausgedehnt werden kann.

Niacin

Das früher als B3 bekannte Nikotinsäureamid ist an über 200 enzymatischen Reaktionen im menschlichen Körper beteiligt. Es verbessert nachweislich die Beweglichkeit der Gelenke und vermindert Gelenkschmerzen und Entzündungsreaktionen.

Vitamin C

Es unterstützt den Kollagenaufbau und verbessert dadurch die Grundstruktur von Knorpel und Knochen. Der Bedarf ist in der Schwangerschaft und während der Einnahme der Pille erhöht.

Der heilsame Tipp

Da Vitamin C stark licht- und sauerstoffempfindlich ist, entstehen durch Verarbeitung und lange Lagerung teilweise große Verluste. Vitaminträger daher immer gekühlt und dunkel lagern! Tiefgefrorenes enthält oft mehr Vitamine als zu lange gelagerte »frische« Ware.

Vitamin D

Bei Mangelzuständen an Vitamin D erhöht sich das Risiko einer Arthritis deutlich, da dieses Vitamin für den Umbau (»Turnover«) im Knorpel unerlässlich ist. Vitamin D wird aus seiner Vorstufe in der Haut durch UV-Bestrahlung gebildet. In Ländern mit geringerer Anzahl an Sonnenstunden (z. B. auch nördlich der Alpen) wird daher die tägliche Zufuhr empfohlen. Reich an Vitamin D sind Lachs, Tunfisch, Avocado und Leber.

Besonderes wichtig ist Vitamin D für Schwangere, Raucher, Säuglinge, ältere Menschen und bei hormoneller Problematik.

Vitamin E

Durch die antioxidative Wirkung schützt Vitamin E die Zellmembran, reduziert den Schmerz und wirkt anti-inflammatorisch (entzündungshemmend). Es hemmt die Bildung der für die Schmerzen verantwortlichen Botenstoffe (Prostaglandine) und wirkt somit ähnlich wie klassische »pain killer« (z. B. Aspirin). Die positive Wirkung auf das Immunsystem unterstützt seine Wirkung bei Gelenkbeschwerden.

Bor, Mangan, Selen

Forschungsergebnisse zeigen, dass es durch die Spurenelemente Bor, Mangan und Selen zu einer eindeutigen Verbesserung der Befindlichkeit kommt.

Methionin

Neben einer antioxidativen Wirkung (»körpereigener Radikalfänger«) wird Methionin zum Aufbau der Eiweißzucker (Proteoglycane) benötigt, die für den Gelenkknorpel von entscheidender Bedeutung sind.

Ingwer

Neben anderen ätherischen Ölen (Linalool, Camphen, Cineol, Borneol etc.) enthält Ingwer auch Gingerole, die chemisch mit dem Aspirin verwandt sind. Dies erklärt die Ergebnisse einer Studie der Universität von Miami: Ingwer wirkt schmerzhemmend! Patienten mit Abnützungen im Kniegelenk brauchten weniger Schmerzmittel.

Der heilsame Tipp

Systematische Untersuchungen des NIH (National Institute of Health in Bethesda, USA) konnten zeigen, dass eine tägliche »low impact« Bewegungsaktivität (z. B. Joggen, Fahrrad fahren, Schwimmen, Wandern, Nordic Walking …) von 30 bis 60 Minuten Dauer hilfreich ist, Schmerzen und Behinderungen bei Gelenkbeschwerden zu verbessern.

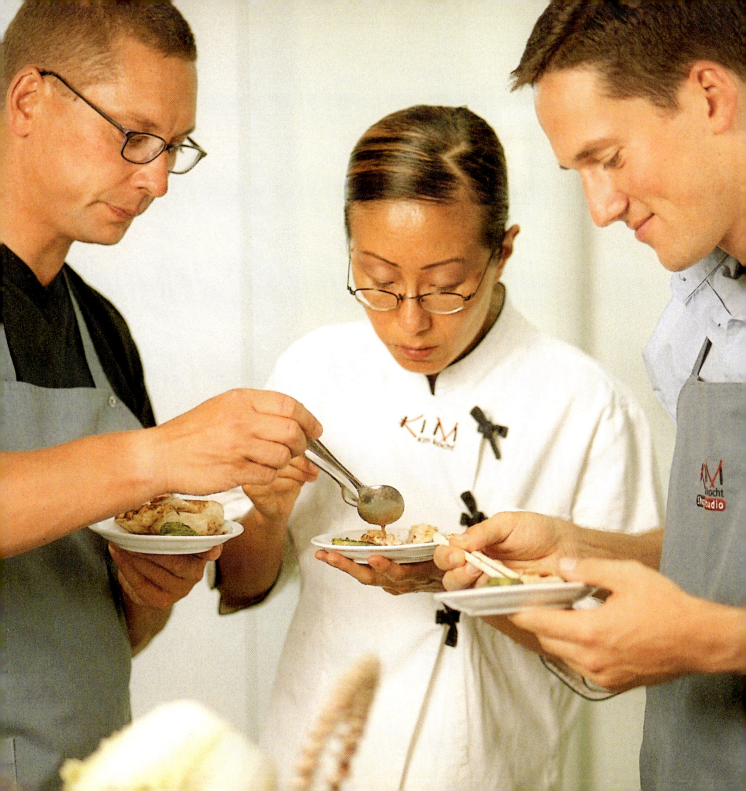

Zubereitungszeit
15 Minuten

Zutaten für 4 Portionen

2 Avocados
1 Schuss Zitronensaft
20 Cocktailgarnelen
2 Becher (à 250 g) Sauerrahm
(saure Sahne)
1 Schuss Zitronensaft
1 kleine Knolle Ingwer
Salz · Honig

Avocado-Shrimps-Salat

Zubereitung

Avocados halbieren, entkernen, klein würfeln und mit wenig Zitronensaft beträufeln, damit das Fruchtfleisch nicht braun wird.

16 Cocktailgarnelen klein würfeln, die restlichen 4 für die Garnierung aufheben.

4 Wasser- oder Weingläser (à 0,2 l) vorbereiten. Avocado- und Garnelenwürfel in 4 Portionen teilen. Die Gläser zuerst mit den gewürfelten Avocados und dann mit den gewürfelten Garnelen füllen.

Sauerrahm in eine Schüssel geben, mit Zitronensaft und wenig geraspeltem Ingwer verrühren, danach mit Salz und wenig Honig abschmecken. Die Sauerrahmcreme in die Gläser füllen (es sind insgesamt 3 Schichten: Avocado – Shrimps – Sauerrahmcreme) und mit den restlichen Garnelen garnieren.

Nährwerte pro Portion

Energie	537 kcal	Kohlenhydrate	9,7 g
Eiweiß	26,0 g	Ballaststoffe	3,3 g
Vitamin A	0,202 mg	Vitamin B_6	0,683 mg
Vitamin C	17,1 mg	Vitamin D	0,001 mg
Vitamin E	5,8 mg	Cholesterin	213,9 mg

Mehrfach ungesättigte Fettsäuren 3,6 g

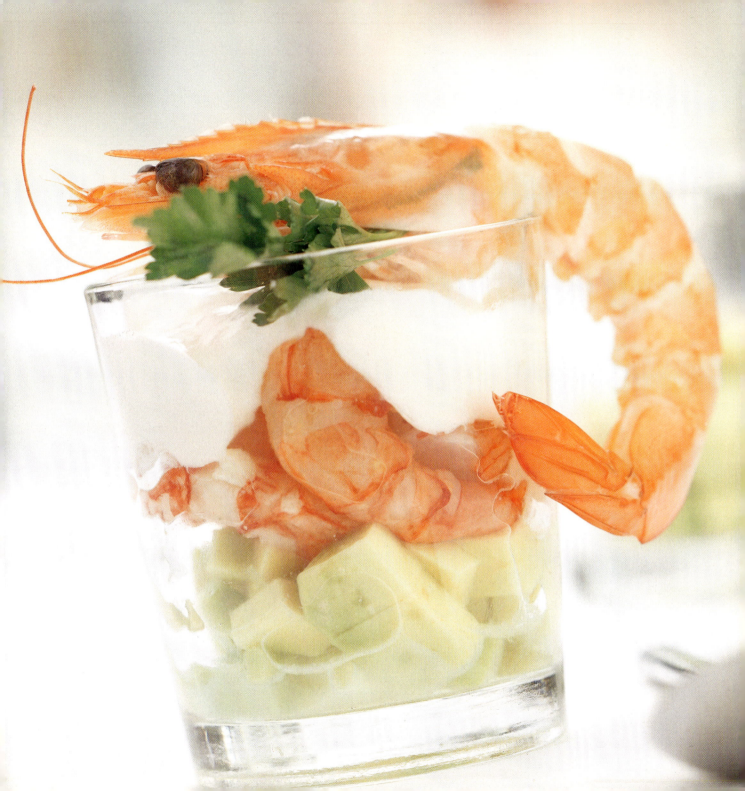

Zubereitungszeit
2 Stunden

Zutaten für 4 Portionen

ORANGEN-LIMETTEN-SOSSE
2 l Orangensaft · 1 Limette
Salz · Zucker

400 g Hühnerfilet

MARINADE
1/4 l Sojasoße · 1/8 l Wasser
2 Knoblauchzehen, klein geschnitten
1 kleine Knolle Ingwer,
in kleine Scheiben geschnitten
1 EL Zucker (oder Ahornsirup)
2 EL Erdnussöl

FRUCHT-COUSCOUS
200 g Couscous · 1 EL Olivenöl
2 EL getrocknete Berberitze
1 EL kandierte Ingwerstücke
1 EL getrocknete saure Kirschen
je 1 EL zerstoßene Para- und Erdnüsse
Salz

ZUM GARNIEREN
Petersilienblätter

Huhn auf Frucht-Couscous mit Orangen-Limetten-Soße

Zubereitung

ORANGEN-LIMETTEN-SOSSE: Orangensaft bei mittlerer Hitze auf 1/3 einreduzieren, Saft von 1 ganzen Limette zufügen, mit Salz und Zucker abschmecken und warm halten.

HUHN: Hühnerfilet in vier dünne Filets schneiden und in die Marinade aus Sojasoße, Wasser, Knoblauch, Ingwerscheiben, Zucker und Erdnussöl 20 Minuten einlegen. Anschließend die Hühnerfilets in einer heißen Pfanne beidseitig braun anbraten.

FRUCHT-COUSCOUS: Couscous in kochendes Wasser geben, 1 Minute kochen lassen und abseihen. Eine Pfanne erhitzen, Olivenöl, getrocknete Berberitze, kandierte Ingwerstücke, getrocknete saure Kirschen, zerstoßene Paranüsse, zerstoßene Erdnüsse hineingeben, Couscous dazugeben, 2 Minuten mitbraten und salzen.

Frucht-Couscous auf einem Teller vorbereiten und mit klein gezupfter Petersilie garnieren. Hühnerfilets in Scheiben schneiden, auf dem Frucht-Couscous anrichten und mit der Orangen-Limetten-Soße garniert servieren.

Nährwerte pro Portion

Energie	722 kcal	Kohlenhydrate	95,1 g
Eiweiß	41,1 g	Ballaststoffe	9,1 g
Vitamin A	0,15 mg	Vitamin B$_6$	0,918 mg
Vitamin C	227,7 mg	Vitamin D	0,0 mg
Vitamin E	.6,2 mg	Cholesterin	66,1 mg
Mehrfach ungesättigte Fettsäuren 7,2 g			

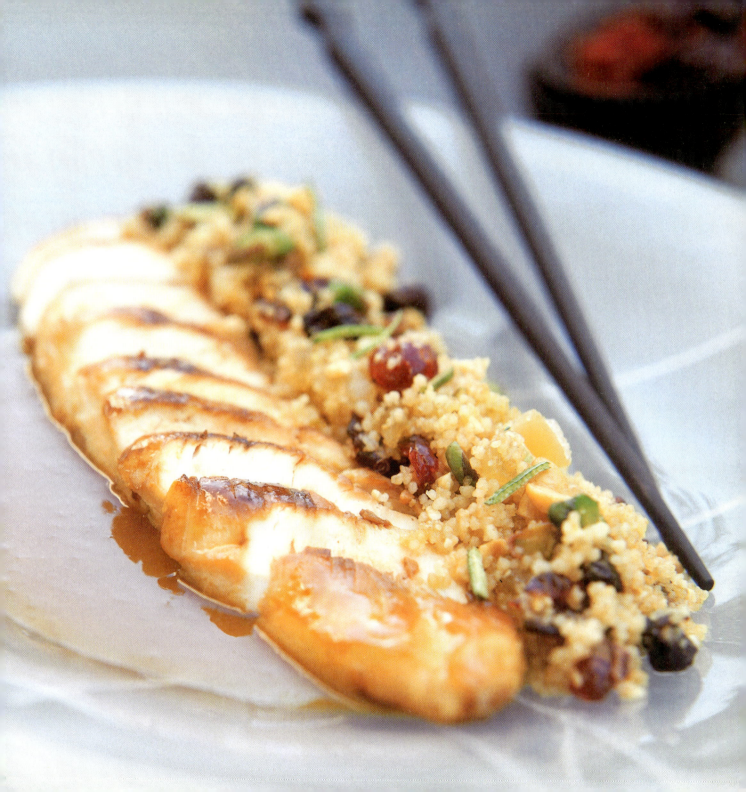

Zubereitungszeit
15 Minuten

Zutaten für 4 Portionen

2 kleine oder 1 großer Brokkoli
100 g Erdnüsse

400 g Tofu natur
Olivenöl zum Braten
6 EL Teriyakisoße
1/2 TL Stärke zum Binden

Gebratener Tofu in Teriyakisoße mit gedämpftem Brokkoli in Erdnussbröseln

Zubereitung

Brokkoli klein schneiden und in einem Dampfgarer oder in einem Topf mit Einsatz 3 Minuten dämpfen. Erdnüsse mit dem Messer oder Mörser zerkleinern und den Brokkoli darin wälzen.

Tofu in Scheiben schneiden. Eine Pfanne erhitzen und Tofuscheiben in wenig Olivenöl beidseitig anbraten. Die Teriyakisoße mit der Stärke vermischen und zum gebratenen Tofu geben. 1 Minute ziehen lassen und auf einem Teller mit dem Brokkoli in Erdnussbröseln anrichten.

Nährwerte pro Portion

Energie	308 kcal	Kohlenhydrate	7,4 g
Eiweiß	22,6 g	Ballaststoffe	7,9 g
Vitamin A	0,187 mg	Vitamin B_6	0,502 mg
Vitamin C	143,9 mg	Vitamin D	0,0 mg
Vitamin E	4,5 mg	Cholesterin	0,025 mg
Mehrfach ungesättigte Fettsäuren 7,5 g			

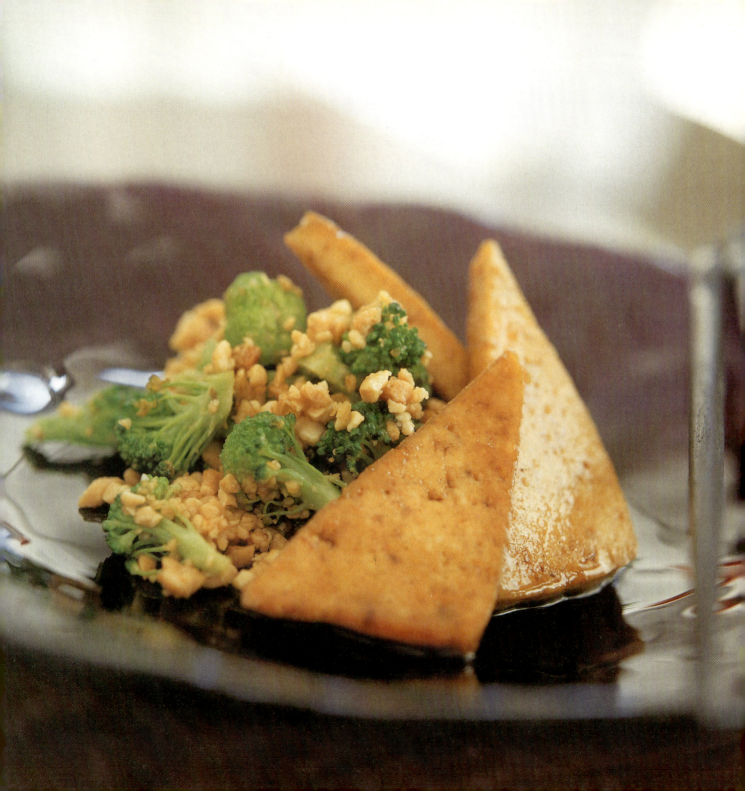

Frisches Gemüse

reguliert Ihr Cholesterin

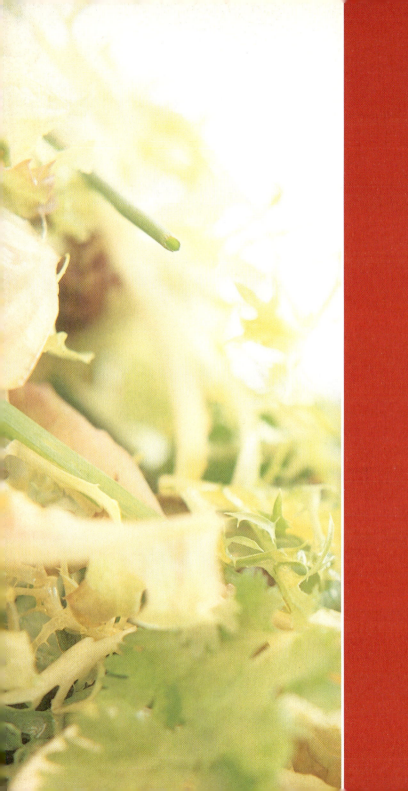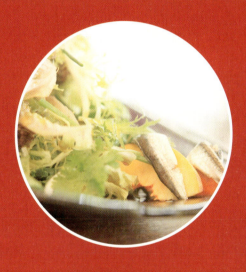

Leider erfolgte die Veränderung unseres Speiseplans mit deutlich höherem Cholesterinangebot viel zu rasch...

Vor ca. 5 – 7 Millionen Jahren, als sich unsere Vorfahren (Hominiden) von den Menschenaffen trennten, herrschte ein Mangel an Cholesterin. Sie ernährten sich hauptsächlich von grünem Gemüse, Obst und Nüssen. Das menschliche Genom adaptierte sich an dieses Nahrungsangebot und kam damit gut zurecht, indem mit Cholesterin besonders sparsam umgegangen wurde. Leider erfolgte die Veränderung unseres Speiseplans mit deutlich höherem Cholesterinangebot viel zu rasch, so dass sich das menschliche Genom auf diese Veränderungen nicht ausreichend einstellen konnte.

Die Folgen waren: Hohe Cholesterinwerte im Blut mit allen negativen Konsequenzen.

Gemüse spielt in der menschlichen Ernährung eine äußerst wichtige Rolle. Es liefert nicht nur eine Vielzahl besonders günstiger Inhaltsstoffe, sondern bietet mit seinem enormen Sortenreichtum die beste Basis für einen abwechslungsreichen Speiseplan.

Gemüse hat eine hohe Nährstoffdichte und besteht zum überwiegenden Teil aus Flüssigkeit. Die herausragende Rolle von Gemüse in der gesunden Ernährung leitet sich von seinem hohen Gehalt an Vitaminen, Mineralstoffen, Ballaststoffen und sekundären Pflanzeninhaltsstoffen ab.

Um diese Stoffe zu erhalten sollten Sie das Gemüse nur kurz dämpfen und dünsten.

Wie schon erwähnt liefert Gemüse reichlich Ballaststoffe, die eine Reihe günstiger Wirkungen auf den menschlichen Körper haben: Sie regulieren die Verdauung, können Schwankungen des Blutzuckerspiegels verhindern, haben eine hohe Sättigungswirkung und senken – wie Sie im folgenden Kapitel lesen werden – den Cholesterinspiegel.

Hohes Cholesterin

Während der Evolution des menschlichen Genoms (Erbanlagen) kam es zu einer Bevorzugung derjenigen Veränderungen des Erbmaterials (Polymorphismen), die das lebensnotwendige, aber zu dieser Zeit rare Cholesterin sparen konnten.

Zu dieser Zeit herrschte ein Mangel an Cholesterinangebot. Unsere Vorfahren ernährten sich von grünem Gemüse, Obst und Nüssen. Das menschliche Genom ging – aufgrund des Nahrungsangebotes – mit Cholesterin besonders sparsam um.

Da der Unterschied zwischen dem menschlichen Genom und dem der Menschenaffen lediglich auf 2 bis 3 % geschätzt wird, können wir davon ausgehen, dass sich in der Verarbeitung der Nahrungsmittel beim Menschen gegenüber den Menschenaffen nicht viel geändert hat.

Die Veränderung des Speiseplans mit deutlich höherem Cholesterinangebot (tierische Fette, Milchprodukte, Eier, hochkalorische Produkte etc.) ist aber viel zu rasch erfolgt, als dass sich unsere Vorfahren auf diese Veränderungen einstellen konnten.

Zu hohe Cholesterinwerte im Blut mit allen schädlichen Konsequenzen sind die Folge. Neben Krebserkrankungen sind Herz-Kreislauf-Probleme die hauptsächliche Todesursache unserer Zeit, teilweise verursacht durch zu hohe Cholesterinwerte. Eine Senkung bzw. Normalisierung der Cholesterinwerte kann in Vorsorge und Behandlung von Herz-Kreislauf-Problemen helfen. Trotz der Möglichkeit einer erblichen Problematik sind die falschen Ernährungsgewohnheiten ein viel wichtigerer Risikofaktor.

Eine an Gemüse, Obst und Nüssen reiche Ernährung kann Cholesterinwerte um ein Drittel senken und einen ähnlichen Effekt wie eine medikamentöse Therapie erzielen. Diese Wirkung ist bereits nach einer Woche, bei geänderten Nahrungsgewohnheiten, nachweisbar. Richtige Ernährung spart Medikamente ein!

Cholesterin ist eine fettähnliche Substanz, die über die Nahrung aufgenommen, aber auch vom Körper gebildet werden kann. Sie ist lebensnotwendig, ein Bestandteil aller Zellhüllen, Grundsubstanz für Gallensäuren, Hormone und Ursprung von Vitamin D.

Schwankungen des Blutspiegels sind vor allem nach cholesterinreicher Nahrungsaufnahme möglich, eine dauerhafte Erhöhung über eine längere Perio-

de stellt aber einen Risikofaktor für Gefäßerkrankungen dar. Im Blut soll das gesamte Cholesterin nicht höher als 200 mg/dl sein. Wir unterscheiden dabei das »schädliche« LDL-Cholesterin (low-density-Lipoprotein), das 175 mg/dl nicht übersteigen soll. Dieses LDL transportiert Cholesterin von der Leber zu Körpergeweben und bei Überschuss führt es zur Gefäßverkalkung (Arteriosklerose). Der HDL-Anteil (high-density-Lipoprotein) ist für den Rücktransport zur Leber verantwortlich und soll daher möglichst hoch sein – mindestens 35 mg/dl.

Der heilsame Tipp

Sportliche Aktivität (Ausdauer, 3 bis 4-mal pro Woche 30 bis 40 Minuten) hilft den »guten« HDL-Anteil des Cholesterins zu erhöhen, das gesamte Cholesterin zu senken und schützt somit vor Gefäßverkalkungen. Je mehr HDL desto besser!

Zutaten	Inhaltsstoffe
Gemüse: Karotten Artischocken Schwarzwurzeln Mais Pilze Sojabohnen Sojafleisch Mohnsamen Spinat Kraut	Ballaststoffe
Früchte: Äpfel Orangen Hagebutten Grapefruit Melonen	Ballaststoffe Pektin
Vollkornmehl Roggen Speisekleie	Ballaststoffe
Erdnüsse Haselnüsse Maroni Kokosraspel	Ballaststoffe
Lachs Makrele Tunfisch Sardine Hering	Omega-3-Fettsäuren
Ingwer Curry Kurkuma (Gelbwurz)	Gingerole

Welche Zutaten können helfen?

Omega-3-Fettsäuren

Sie sind die natürlichen Entzündungshemmer – »pain killer«! Diese Nahrungsbestandteile sind aber auch in der Lage das schädliche LDL-Cholesterin zu senken. Mit ausreichender Zufuhr kann das Herzinfarktrisiko deutlich gesenkt werden. Die entzündungshemmende Wirkung potenziert den schützenden Effekt.

Die beste Quelle von Omega-3-Fettsäuren sind Fische und darunter besonders Exemplare aus dem Meer.

Der heilsame Tipp

Vermeiden Sie tierische Fette und Eier oder halten Sie deren Genuss so gering wie möglich. Verwenden Sie stattdessen Olivenöl, Distel- und Leinöl oder Rapsöl. Statt Fleisch sollten Sie Fisch genießen!

Achtung: Kaviar, Garnelen und andere Krusten- und Schalentiere sowie Aal und Tintenfische enthalten viel Cholesterin!

Ballaststoffe

Die in Obst, Vollkorn und Gemüse enthaltenen Ballaststoffe sind Polizisten der Nahrung. Sie bewirken, dass Schadstoffe nicht vom Darmsystem in den Körper aufgenommen werden können.

Die cholesterinsenkende Wirkung entsteht durch die vermehrte Ausscheidung von Gallensäuren, die dann durch Cholesterin wieder nachgebildet werden müssen. Ausgezeichnete Ballaststofflieferanten sind Vollkornprodukte, Artischocken, Karotten, Hülsenfrüchte, alle Formen von Kraut, Äpfeln, Orangen, Grapefruits, Melonen, aber auch Nüsse.

Der Genuss von vier Obst- oder Gemüseeinheiten (ca. je 100 g) pro Tag senkt Ihren Cholesterinwert um ca. 10 %.

Soja

Die in Soja enthaltenen Stoffe – Isoflavone, Ballaststoffe und Phospholipide (Abaco und Abalon) – zeigen in zahlreichen Studien eine deutliche Verbesserung des Cholesterinverhältnisses um 15 – 20 %. Wissenschaftler schließen daraus, dass sojareiche Ernährung das Risiko für Herz-Kreislauf-Erkrankungen minimieren kann.

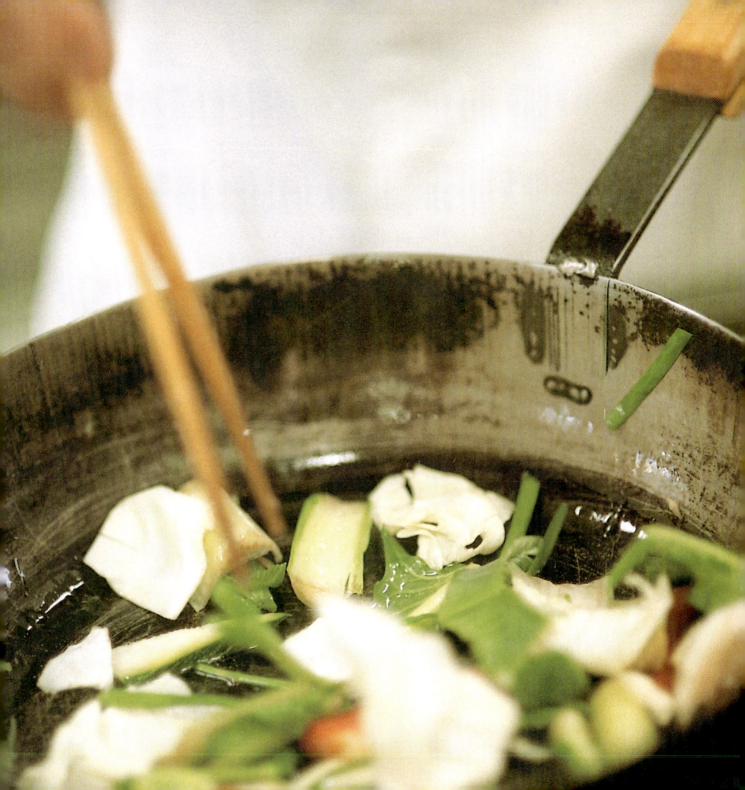

Zubereitungszeit
15 Minuten

Zutaten für 4 Portionen

frische Salatmischung
(Lollo Rosso, Friséesalat, Rucola)
1 Bund Schnittlauch,
4 – 5 cm lang geschnitten
wenig Koriandergrün und Petersilie
1 – 2 Nektarinen
6 Sardinenfilets pro Person

MARINADE
3 – 4 EL Balsamico-Essig
1 EL Sojasoße
1 TL Sesamöl
Salz und Pfeffer
evtl. 1 frische Chili

Frischer Blattsalat mit Früchten und gesalzenen Sardinen

Zubereitung

Frische Salatblätter und Kräuter waschen (Koriander und Petersilie nicht schneiden, weil die Kräuter sonst schwarz werden, nur klein zupfen) und zusammenmischen.

Nektarine waschen, entkernen, in kleine Scheiben schneiden und zur Seite stellen.

Die gesalzenen Sardinen putzen, entgräten und das überschüssige Salz auswaschen.

Salatblätter und Kräuter mit der Marinade aus Balsamico-Essig, Sojasoße, Sesamöl abmachen und mit Salz und Pfeffer abschmecken. Es kann auch eine frische Chili darunter gemischt werden.

Den Salat auf Tellern anrichten, rundherum mit Nektarinenscheiben garnieren und darauf die Sardinen legen. Mit getoasteten Brotscheiben servieren.

Kims Tipp

Statt Sesamöl kann auch Kürbiskernöl verwendet werden, das ergibt einen interessanten nussigen Geschmack.

Nährwerte pro Portion

Energie	177 kcal	Kohlenhydrate	5,7 g
Eiweiß	22,7 g	Ballaststoffe	5,2 g
Vitamin A	1,2 mg	Vitamin B$_6$	1,3 mg
Vitamin C	84,8 mg	Vitamin D	0,008 mg
Vitamin E	3,6 mg	Cholesterin	15,0 mg
Mehrfach ungesättigte Fettsäuren 2,8 g			

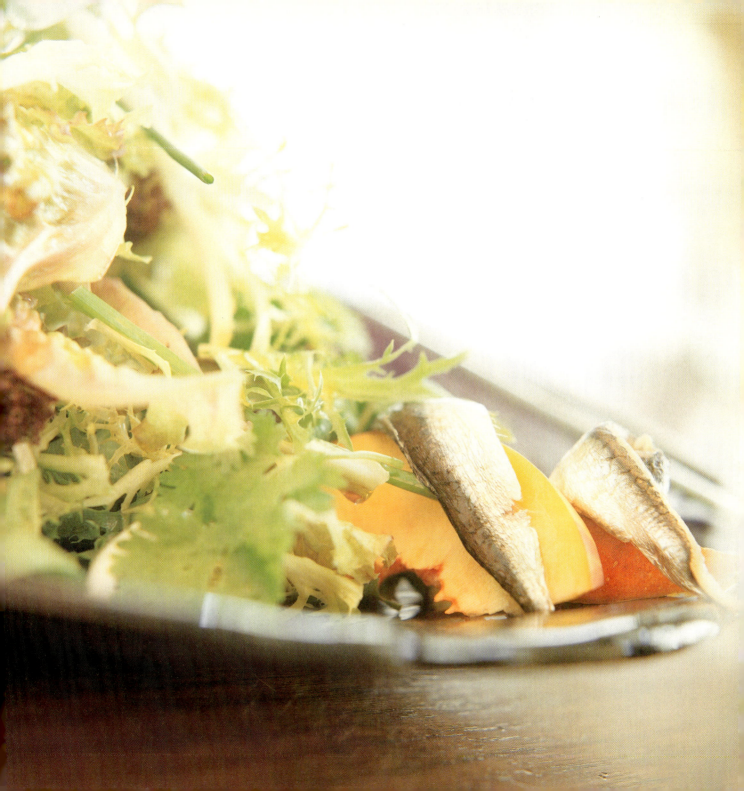

Zubereitungszeit
1 1/2 Stunden

Zutaten für 4 Portionen

SPINATNUDELN

100 g Spinat

1 Knoblauchzehe

250 g Mehl

1/2 TL Meersalz

Wasser

SESAM-ERDNUSS-SUPPE

100 g gesalzene Cocktail-Erdnüsse

1 Dose Kokosmilch

1/4 l Wasser

100 g gerösteter Sesam

ZUM GARNIEREN

Berberitze oder Sauerkirsche

Nährwerte pro Portion

Energie	686 kcal	Kohlenhydrate	51,7 g
Eiweiß	19,1 g	Ballaststoffe	13,0 g
Vitamin A	0,207 mg	Vitamin B_6	0,363 mg
Vitamin C	14,1 mg	Vitamin D	0,0 mg
Vitamin E	4,1 mg	Cholesterin	0,0 mg
Mehrfach ungesättigte Fettsäuren 10,0 g			

Sesam-Erdnuss-Suppe mit Spinatnudeln

Zubereitung

SPINATNUDELN: Spinat waschen, kurz blanchieren und mit einer Knoblauchzehe in einem Standmixer pürieren.

Spinatmasse mit Mehl, Salz und etwas Wasser durchkneten, 30 Minuten rasten lassen, danach wieder durchkneten und diesen Vorgang 1- bis 2-mal wiederholen, dadurch entsteht die Stärke. Den Teig mit einem Nudelholz dünn ausrollen, anschließend eng einrollen und in dünne Streifen schneiden. Mit einer Nudelmaschine geht es schneller und leichter.

SESAM-ERDNUSS-SUPPE: Alle Zutaten in einen Mixer geben und pürieren. Anschließend in einen Topf geben und kurz aufwärmen.

Spinatnudeln ca. 2 Minuten in Wasser kochen, abschrecken und mit der Suppe servieren. Evtl. mit Berberitze oder Sauerkirsche anrichten. Dieses Gericht kann im Sommer auch kalt serviert werden.

Kims Tipps

Wenn Sie die Spinatnudeln mit einer Nudelmaschine zubereiten, geben Sie etwas weniger Flüssigkeit zum Teig, denn sonst wird der Teig zu dünn.

Sie können auch fertige Nudeln verwenden: dann die Nudeln kochen, kalt abschrecken, mit dem pürierten Spinat zusammen kurz anbraten und in die Suppe geben.

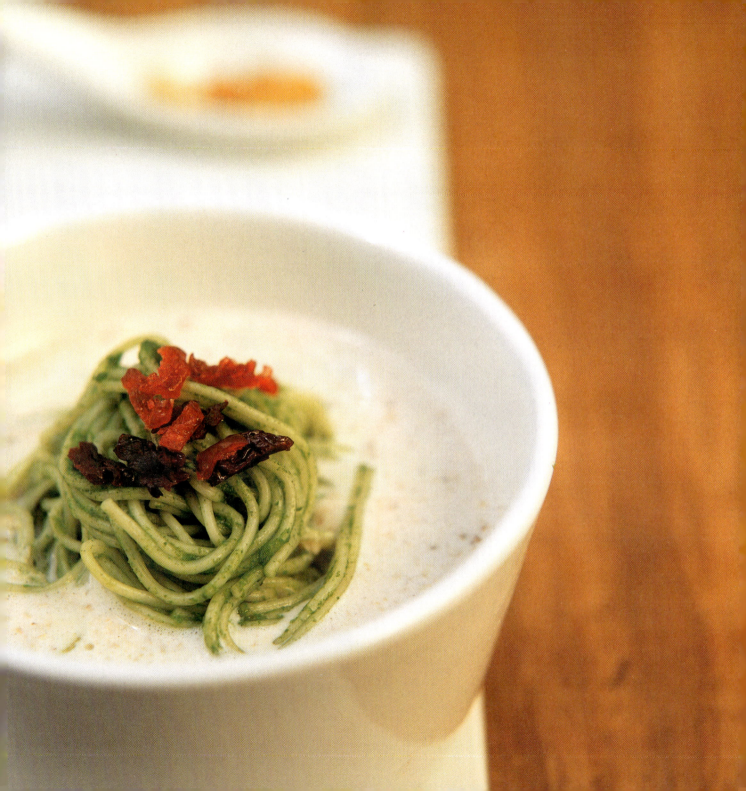

Vollkorn

schützt Herz und Kreislauf

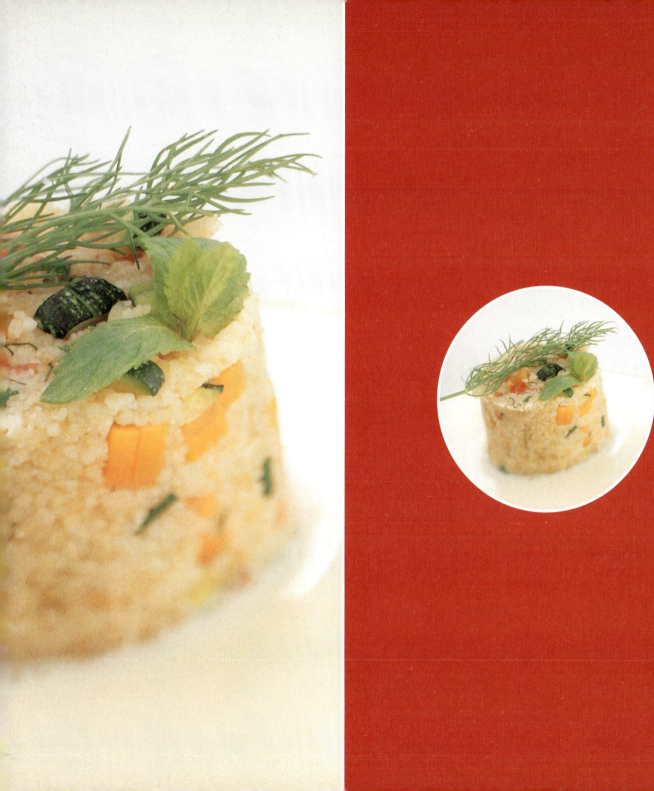

Weißes Mehl –
trendig und nobel?

Die erste voll mechanisierte Mühle baute Oliver Evans erst 1785 am Redclay Creek in Delaware, USA.

Bei www.wikipedia.de ist das Mahlen folgendermaßen beschrieben:

»Bei jedem Mahlvorgang entstehen unterschiedlich große Kornteile. Durch zahlreiche Siebungen im Plansichter werden diese Kornteilchen nach der Größe sortiert und getrennt. Das dabei bereits anfallende Mehl wird herausgesiebt, das restliche Schrot wieder auf einen (anderen) Walzenstuhl aufgegeben, wobei abermals Mehl abgetrennt wird. Das Getreide und seine Produkte durchlaufen so (je nach Vermahlungsdiagramm) 10-12 »Passagen«. Das Ziel des Müllers ist es, möglichst kleiefreies Mehl und möglichst mehlfreie Kleie herzustellen.«

Vor der voll automatisierten Mühle war das Mahlen von Getreide zu Mehl eine komplizierte und teure Arbeit. Der Müller ließ sich seine Tätigkeit gut bezahlen. Aus diesem Grund galt weißes Mehl als trendig und war der noblen Klasse vorbehalten. Diese Einstellung wird erst durch die Erkenntnisse der modernen Ernährungsmedizin verändert.

Getreide ist eines der ältesten Nahrungsmittel der Menschheit. Vor ungefähr 12.000 Jahren haben die Menschen entdeckt, dass die Körner bestimmter Gräser gut schmecken und sättigen.

Weizen und Roggen sind die klassischen Brotgetreidesorten. Sie zeichnen sich auf Grund des Klebereiweißes (Gluten) durch besonders gute Backeigenschaften aus. Der fettreiche Keimling einiger Getreidesorten (Weizen, Mais) wird auch zur Ölgewinnung herangezogen.

Beim Mahlen des Getreides gehen die mineralstoffreichen Randschichten und der fett-, vitamin- und mineralstoffreiche Kern verloren. Vollkornmehl enthält sowohl Randschichten als auch Keimling und ist aus diesem Grund reicher an wertvollen Inhaltsstoffen. Diese spielen in der Vorbeugung von Herz-Kreislauf- und Krebserkrankungen eine bedeutende Rolle.

Herz-Kreislauf-Erkrankungen

Das dramatische Ansteigen von Herz-Kreislauf-Erkrankungen innerhalb der letzten hundert Jahre zu einem der wesentlichsten Gesundheitsprobleme und zur Todesursache Nummer 1 ist wahrscheinlich hauptsächlich durch falsche Ernährung bedingt. Herz-Kreislauf-Erkrankungen können durch Einhalten einer strengen Diät, die energie- und fettarm ist, positiv beeinflusst werden. Bei Diäten dieser Art gibt es aber immer das Problem, dass sie selten eingehalten werden.

Nicht strenge Diät, sondern richtige Ernährung ist gefragt. Mehrere Studien zeigen, dass dadurch die Schädigung am Herzmuskel vermindert oder sogar verhindert werden kann.

Drei Veränderungen führen zur Schädigung der Herzkranzgefäße:

1. Sauerstoffarmut des Herzmuskels

2. Rhythmusstörungen

3. chronische Entzündungsvorgänge

Alle drei Prozesse können durch eine Omega-3-/Omega-6-Fettsäuren-reiche Ernährung gebessert werden. Natürliche Autacoide (auto = selbst, akos = heilend) werden aus richtiger Ernährung vom Körper selbst gebildet und Herzerkrankungen somit auf »natürlichem« Weg bekämpft.

Menschen, die oft Vollkornprodukte und somit viele Ballaststoffe zu sich nehmen, leiden weniger unter chronischen Erkrankungen, darunter Herz-Kreislauf-Problemen. Dabei wird immer wieder die andere Lebensweise dieser Personen ins Rennen geführt. Der positive Effekt von Vollkorn ist noch nicht völlig erklärt, kann aber allein durch die andere Lebensweise (mehr Sport und körperliche Aktivität) dieser Menschen nicht begründet werden. Versuchen Sie so oft wie möglich Vollkornprodukte zu verwenden!

Der heilsame Tipp

Vollkornprodukte zum Frühstück können den täglichen Bedarf an Ballaststoffen decken. Diese Maßnahme ist sehr einfach durchzuführen und kann zur Vorbeugung von Herz-Kreislauf-Erkrankungen beitragen.

Ein weiterer wichtiger Faktor bei der Entstehung von Herz-Kreislauf-Erkrankungen ist eine veränderte (gesteigerte) Blutgerinnung und deren Folge: eine Thrombose. Verschiedene Nahrungsstoffe zeigten bei gesunden Menschen einen positiven Einfluss auf die Blutgerinnung.

Der Genuss von ca. 450 ml Saft von roten Trauben oder Rotwein (Anthocyanide), 25 g Soja (Isoflavone senken das Thromboserisiko) oder ca. 220 g Zwiebeln (Wirkstoff: Quercetin) pro Tag sind in diesen Fällen die wirksame Dosis. Ob diese Wirkung nur bei gesunden Menschen oder auch bei bereits erkrankten Personen erzielbar ist, muss noch bewiesen werden. Große Studien zeigen aber eindeutig, dass maßvoller Rotweingenuss mit einem deutlich niedrigerem Herzinfarktrisiko verbunden ist.

Das »Mediterrane Erlebnis« in Form der typischen Mittelmeerkost (viel Fisch, viel Gemüse und Obst, Olivenöl mit einfach ungesättigten Fettsäuren, dafür aber wenig tierische Fette und Cholesterin, maßvoller Genuss von Rotwein) kann als ideale Ernährung zur Vorbeugung von Herz-Kreislauf-Erkrankungen bezeichnet werden. Wenn Sie noch die Pasta aus Vollkornnudeln servieren, nutzen Sie auch noch die positive Wirkung der Ballaststoffe.

*»Wer einen guten Braten macht,
hat auch ein gutes Herz.«*

(Wilhelm Busch, 1832 – 1908)

Zutaten	Inhaltsstoffe
Fische	Omegs-3-Fettsäuren
frische Früchte	Vitamine Ballaststoffe
Vollkornprodukte	Ballaststoffe
Olivenöl Rapsöl	einfach ungesättigte Fettsäuren
Saft von roten Trauben Rotwein	Anthocyanide
Zwiebel	Quercetin
Soja	Isoflavone (z. B. Genistein)
Kakao Schokolade ungesalzene Nüsse	Flavonoide

**Welche Zutaten
können helfen?**

Rote Weintrauben, Saft von roten Trauben, Rotwein

In den letzten Jahren zeigten eine Reihe von wissenschaftlichen Artikeln, dass der Genuss von Rotwein vor der Entstehung von Herzinfarkten und Herz- und Gefäßkrankheiten schützen kann.

Maßvoller Genuss von Rotwein ist also auch Bestandteil von »Heilsamer Nahrung«. Bei 5 bis 7 Gläsern Rotwein pro Woche sinkt das Risiko der Herzprobleme um ein Drittel.

Besonders wichtig ist dabei aber die empfohlene Menge nicht zu überschreiten. Frauen: 15 Gramm Alkohol oder 1 Glas und Männer: 30 Gramm oder 2 Gläser pro Tag.

Diktum eines bekannten Herz-Kreislauf-Spezialisten:

»Wenn man alleine das Herz betrachtet, können wir nie genug Rotwein trinken. Leider vergessen viele, dass es noch andere Organe in unserem Körper gibt!«

Kakao – Schokolade

In Kakao und Schokolade sind Flavonoide enthalten. Diese Substanzen schützen vor Gefäßerkrankungen auf verschiedene Weise:

1. Sie verhindern die Oxidation von LDL-Cholesterin und vermindern damit den »schlechten« Anteil dieser Substanz.
2. Sie erweitern die Gefäßumkleidung (Endothelzellen).
3. Sie verringern die Entzündungsreaktionen durch Verbesserung des Botenstoffabbaus (Zytokine).
4. Flavonoide verhindern die Bildung eines Blutgerinsels.

Alle drei Reaktionen vermindern die Gefäßverkalkung! Als wirksame Dosis werden 220 mg Flavonoide angegeben, diese sind in ca. 25 Gramm Bitterschokolade enthalten.

Vermeiden Sie:

- Tierische Fette (ungesättigte Fettsäuren)
- Eier wegen des hohen Cholesterins.
- Kaffee, vor allem ungefiltert

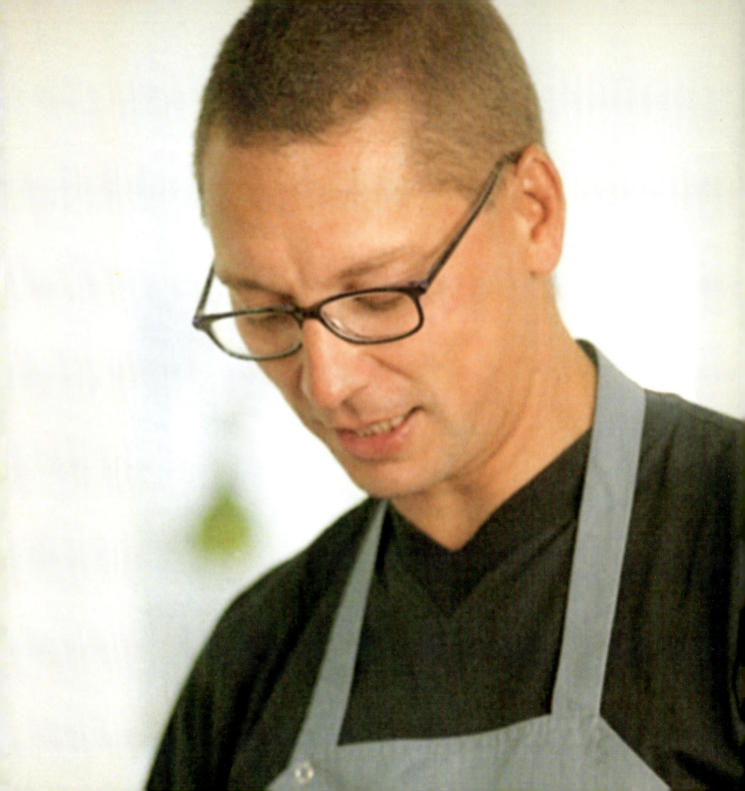

Zubereitungszeit
10 Minuten

Zutaten für 4 Portionen

50 g Couscous

1 EL Olivenöl

1 EL klein gehackte Karotte

1 TL klein gehackter Lauch

1 TL klein gehackte Zucchini

2 halb getrocknete Tomaten,
klein gehackt

2 EL frische Kräutermischung

(Koriander, Petersilie, Dille, Minze, ...)

1/2 l Sojamilch natur

Salz

Sojamilch mit mediterranem Couscous-Salat

Zubereitung

Couscous in kochendes Salzwasser geben und 2 Minuten kochen lassen. Anschließend abseihen. Eine Pfanne erhitzen, Öl zufügen, zuerst Couscous und dann das Gemüse kurz anrösten (2 Minuten), mit Salz abschmecken und zum Schluss die Kräuter darunter mischen.

Ca. 2 EL Couscous-Salat in eine runde Puddingform geben.

Sojamilch mit einer Prise Salz erwärmen und in Suppentellern verteilen. Couscous-Salat in die Mitte der Suppenteller stürzen und servieren.

Nährwerte pro Portion

Energie	110 kcal	Kohlenhydrate	10,1 g
Eiweiß	5,7 g	Ballaststoffe	3,7 g
Vitamin A	0,076 mg	Vitamin B$_6$	0,121 mg
Vitamin C	4,3 mg	Vitamin D	0,0 mg
Vitamin E	2,4 mg	Cholesterin	0,025 mg

Mehrfach ungesättigte Fettsäuren 1,8 g

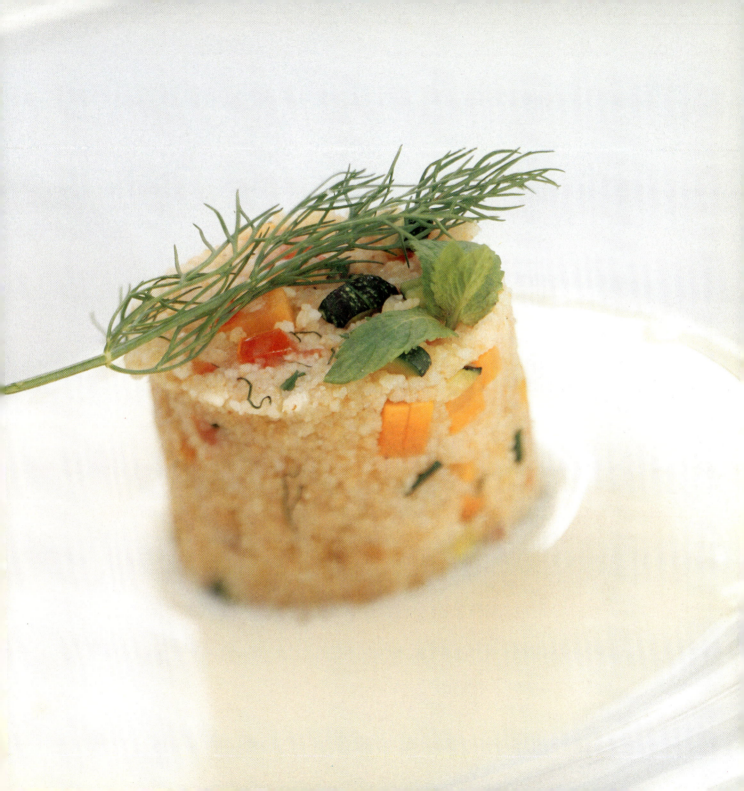

Zubereitungszeit
15 Minuten

Zutaten für 4 Portionen

KORIANDER-SOSSE

2 EL süßsaure Soße

2 EL Zitronensaft

1 TL klein gehackter Koriander

2 EL klein gehackter Granny-Smith-Apfel

ZWIEBEL-LAUCH-TUNA-LAIBCHEN

2 mittelgroße Zwiebeln

1 Stange Lauch

150 g Vollkornmehl

400 ml Wasser

2 Eier

Salz

200 g frischer Tunfisch, klein gehackt

Sesamöl zum Braten

Nährwerte pro Portion

Energie	330 kcal	Kohlenhydrate	27,2 g
Eiweiß	21,2 g	Ballaststoffe	5,6 g
Vitamin A	0,374 mg	Vitamin B6	0,641 mg
Vitamin C	13,5 mg	Vitamin D	0,004 mg
Vitamin E	2,1 mg	Cholesterin	153,8 mg
Mehrfach ungesättigte Fettsäuren 4,8 g			

Zwiebel-Lauch-Tuna-Laibchen mit süßsaurer Koriander-Soße

Zubereitung

SÜSSSAURE KORIANDER-SOSSE: Alle Zutaten miteinander vermischen.

ZWIEBEL-LAUCH-TUNA-LAIBCHEN: Zwiebeln schälen, Lauch sorgfältig waschen. Zwiebeln in feine Ringe und Lauch in feine Streifen (3 mm) schneiden.

Aus Mehl, Wasser und Eiern eine Palatschinken-ähnliche Masse bereiten, die Zwiebel- und Lauchstreifen untermischen und mit Salz abschmecken.

Tunfisch in wenig Sesamöl braun anrösten, kalt stellen und anschließend in den Zwiebel-Lauch-Teig rühren.

Öl in einer Pfanne erhitzen, einen mittelgroßen Schöpfer Teig in die Pfanne gießen und beidseitig goldbraun braten.

Zwiebel-Lauch-Tuna-Laibchen mit der Koriander-Soße servieren.

Kims Tipp

Wer gerne scharf isst, kann auch etwas Chili dazugeben.

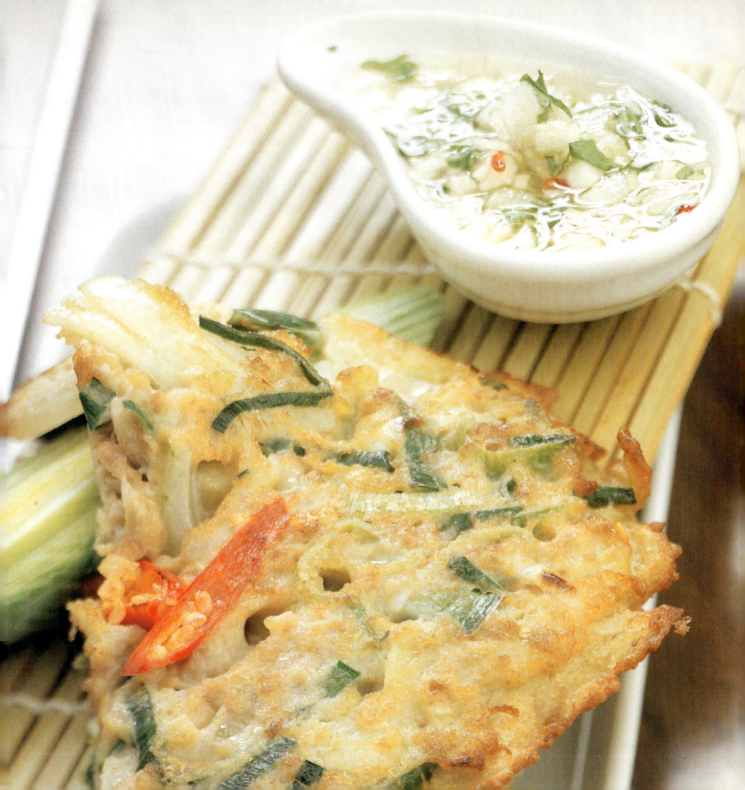

Zubereitungszeit

30 Minuten

Zutaten für 4 Portionen

TOFURÖLLCHEN

300 g Spinat

1 Knoblauchzehe

100 g Tofu natur

50 g Seiden-Tofu

2 Eier

Salz

1 Reisblatt (zum Kochen)

1 EL Sonnenblumenöl

SCHOKO-CHILI-SOSSE

1 EL Olivenöl, kaltgepresst

2 klein geschnittene Schalotten

1/8 l Rotwein

1/16 l frischer Orangensaft

50 g Schokolade

(mit hohem Kakaoanteil)

2 – 3 EL Kokosmilch

1 Prise Salz · 1 Chili

4 Tunfischfilets (à 100 g)

Nährwerte pro Portion

Energie	331 kcal	Kohlenhydrate	15,4 g
Eiweiß	17,7 g	Ballaststoffe	5,5 g
Vitamin A	0,833 mg	Vitamin B_6	0,478 mg
Vitamin C	46,8 mg	Vitamin D	0,003 mg
Vitamin E	3,9 mg	Cholesterin	143,6 mg
Mehrfach ungesättigte Fettsäuren 5,0 g			

Tunasteak mit Tofuröllchen in Schoko-Chili-Soße

Zubereitung

TOFURÖLLCHEN: Spinat kurz in Salzwasser blanchieren, kalt abschrecken (dadurch bleibt die Farbe kräftig grün) und pürieren, Knoblauchzehe dazugeben und mitpürieren. Tofu in eine Schüssel geben und zerdrücken. Spinatmasse und Eier dazugeben und mit Salz abschmecken.

Reisblatt in 4 gleich große Quadrate schneiden. Auf das Reisblatt die Tofu-Spinat-Masse geben, dieses dann einrollen und in der Pfanne beidseitig braun anbraten. Anschließend warm stellen.

SCHOKO-CHILI-SOSSE: Olivenöl in eine heiße Pfanne geben (darauf achten, dass das Öl nicht zu heiß wird) und die klein geschnittenen Schalotten darin dünsten. Wein und Orangensaft zufügen und die Schokolade langsam darin schmelzen lassen.

Wenn die Schokolade geschmolzen ist, mit Kokosmilch aufgießen und mit Salz abschmecken. Chili halbieren, in die Soße geben und warm stellen.

Tunfischfilets beidseitig je 2 Sekunden in einer Pfanne mit wenig Öl scharf anbraten, anschließend diagonal durchschneiden. Tofuröllchen ebenfalls schräg schneiden.

Auf vorgewärmte Teller Tunasteaks legen, Tofuröllchen dazugeben und mit Schoko-Chili-Soße garnieren.

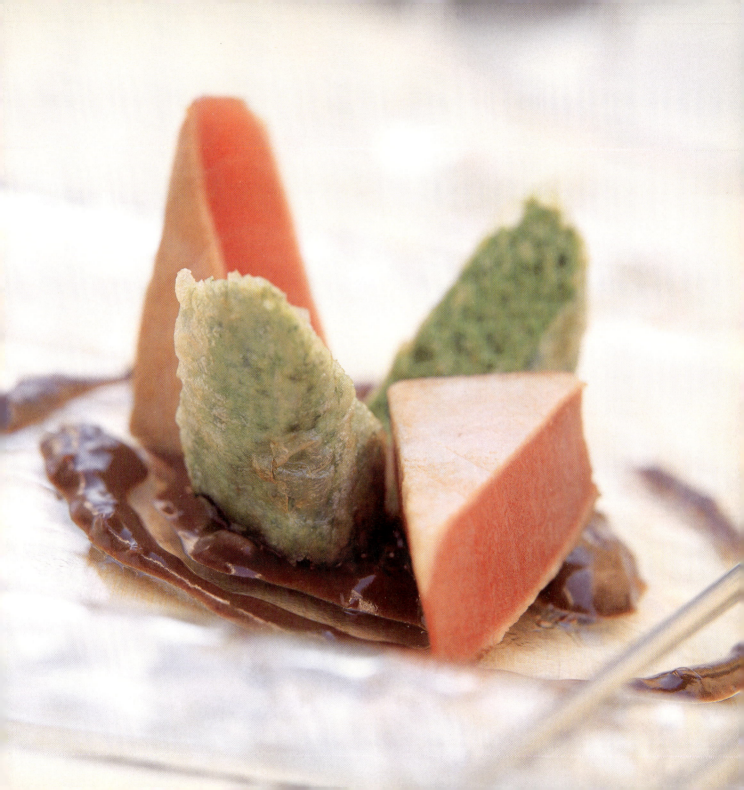

Curry & Co.

ein optimaler Krebsschutz?

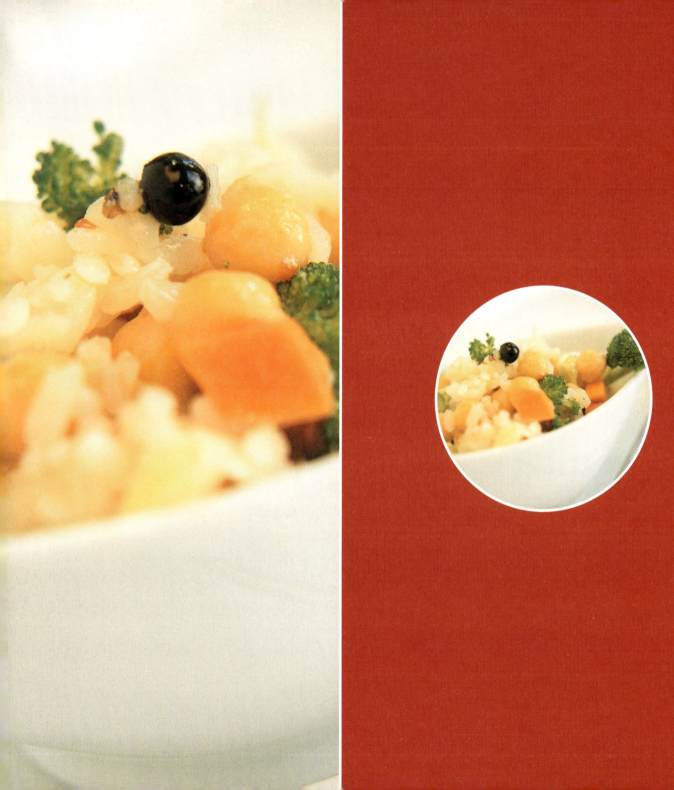

If there is a Paradise on earth,
this is it, this is it, this is it.

Das indische Lokal «The Red Fort» öffnete vor 20 Jahren in der Dean Street in Soho, London. Als erstes Lokal durchbrach es das stereotype asiatische Image und bot authentische indische Küche an. 2003 gewann es die Auszeichnung des besten »Inders« in der Metropole.

Das Lokal verwendet in modernem Design Materialien des ursprünglichen Red Fort in Delhi, wobei ein betörender Mix aus alt und neu entsteht. Die von exotischen Gewürzen und Curry dominierte Küche trägt zum vibrierenden Erlebnis bei.

Vielleicht kann dadurch ein Teil der Stimmung des Red Fort in Delhi vermittelt werden, denn Shah Jahan – Erbauer des Taj Mahal – ließ in die Steine des Red Fort folgende Inschrift meißeln:

»If there is a Paradise on earth, this is it, this is it, this is it.«

Curry ist eine Komposition verschiedener Gewürze, die als typisch indisch angesehen wird. Der Name stammt eigentlich von einem Fleischgericht ab. Die Engländer haben das Wort dann aber auf die bekannte Gewürzmischung übertragen.

Kurkuma, die Gelbwurz, ist ein Hauptbestandteil, deren herausragende Eigenschaft die stark gelb färbende Wirkung ihrer Wurzelknolle ist. Curry wird seit Jahrtausenden vor allem in der ostasiatischen Küche verwendet, diese Gewürzmischung ist aber auch von medizinischer Seite sehr potent.

Die Inhaltsstoffe Curcuminoide zeigen beim Menschen viele positive Wirkungen:

- Sie sind Antioxidantien, wirken daher als Entgiftungsstoffe und helfen dem Körper mit Umweltbelastungen besser fertig zu werden.

- Sie wirken Entzündungen entgegen.

- Sie stärken die Immunabwehr.

- Sie fördern die Verdauung. Schadstoffe werden rechtzeitig ausgeschieden.

- Sie senken die Blutfette und schützen als Folge vor Herz-Kreislauf-Erkrankungen.

- Sie fördern die Wundheilung.

- Sie binden (chelieren) Schwermetalle. Diese Schadstoffe werden daher nicht in den Körper aufgenommen.

Wichtig erscheint, dass Curry und Kurkuma Stoffe enthalten, die den Körper entgiften und deren krebsschützende Wirkung diskutiert wird.

Krebs

Nach Herz-Kreislauf-Erkrankungen stellt Krebs die zweithäufigste Todesursache in Österreich dar. Dennoch bewerten nur ca. ein Viertel der Bevölkerung (Frauen gleich wie Männer) bestimmte Umweltgifte, Sucht- und Genussmittel sowie falsche Ernährung als mögliche Ursachen dieser Erkrankungen. Bestimmten Formen von Krebs können wir durch richtige Ernährung vorbeugen.

Keinesfalls gelingt es uns, Krebs durch einen richtigen und gesunden Lebensstil völlig zu verhindern. Auch eine Heilung ist nicht durch Diät zu erzielen. Wir können nur die Chance auf ein Leben ohne Krebs durch »Heilsame Nahrung« erhöhen.

Frische Lebensmittel und deren schonende Zubereitung sind der Schlüssel zum Erfolg. Vermeiden Sie zu starkes und heißes Anbraten von Fleisch. Vor allem beim Grillen ist es wichtig, dass das Grillgut nicht direkt über der Glut liegt, sondern daneben. Gesunde Ernährung ermöglicht Ihnen aber auch ein richtiges Maß an Körperfett zu halten. Das Verhältnis zwischen Körpergröße und Gewicht wird im so genannten Body-Mass-Index (BMI) ausgedrückt. Liegt dieser im Normbereich, ist auch das Risiko für Krebskrankheiten geringer als bei zu hohem Körpergewicht. Achten Sie daher mit »Heilsamer Nahrung« und regelmäßiger Bewegung auf Ihr Wohlbefinden!

Der heilsame Tipp

Die stärkste Wirkung zur Unterdrückung von Krebskrankheiten ist das Vermeiden von Umwelt- und die Minimierung von Genussgiften. Zusätzlich hat die richtige Ernährung einen positiven Effekt.

Unsere Speisen und Nahrungsmittel sollen folgende Kriterien erfüllen: frisch, vitaminreich, ballaststoffreich, fettarm, mehrheitlich pflanzlich, naturbelassen. Dieses Ziel erreichen wir durch die eigene, kreative Zusammenstellung von frischen Produkten besonders leicht.

Dieser Grundsatz wirkt aber nicht nur im Bereich von Krebs, sondern auch in Bezug auf Herz-Kreislauf und Stoffwechselerkrankungen, bei Übergewicht und bei Gelenkproblemen.

Zutaten	Inhaltsstoffe
Vollkornprodukte Obst Gemüse	Ballaststoffe Vitamine
Spinat	Ballaststoffe Vitamin C
Kraut Sauerkraut	Ballaststoffe Vitamin C
Brokkoli Karfiol Rosenkohl (Kohlsprossen) Kreuzkümmel Karotten	Vitamin C Glukosinolate
Curry Kurkuma (Gelbwurz)	Curcuminoide
rote Pfefferoni Paprika Chilli	Capsaicin
Ingwer	Gingerole
Ginseng	Ginsenoside
Tomaten Karotten Orangen Spinat	Karotenoide

**Welche Zutaten
können helfen?**

Ballaststoffe

Der tägliche Verzehr von 35 Gramm Ballaststoffen kann das Darmkrebsrisiko um ein Viertel senken. Dies ergab eine große EU-weite Studie. Das Problem besteht darin, dass 35 Gramm Ballaststoffe der täglichen Aufnahme von sieben Portionen Obst oder Gemüse sowie fünf Schnitten Vollkornbrot entsprechen.

Dennoch: Der Speiseplan soll so ballaststoffreich wie möglich sein: Vollkornprodukte, frisches Obst und Gemüse.

Capsaicin

Dieser Scharfmacher der Chilischoten bindet Schadstoffe durch eine entgiftende (antioxidative) Wirkung.

Zusätzlich stärken Chilis das Immunsystem. Dies scheint sich als Krebsschutz niederzuschlagen. Capsaicin ist vor allem in den Kernen und den Scheidewänden der Chilis enthalten. Die Schärfe wird in einer nach oben offenen Skala bewertet. »Peperoncini« haben Stufe 2. Tabasco und Cayennepfeffer Stufe 6. Spitzenreiter sind »Habanero« und »Scotch Bonnet« mit 10.

Curry – Kurkuma (Gelbwurz)

Kurkuma ist ein Hauptbestandteil aller Currygewürzmischungen und gibt ihnen die charakteristische gelbe Farbe. Bestimmte Phenolsäuren (Curcuminoide) sind gelbe Farbstoffe, wirken antioxidativ und gelten somit als Entgiftungsstoffe. Diese Wirkung ist wahrscheinlich für den positiven Effekt bei der Krebsvorsorge verantwortlich. Zusätzlich ist Kurkuma reich an Vitamin C und Kalium.

Glucosinolate

Das Deutsche Krebsforschungszentrum verlautbarte, dass bei reichlichem Genuss von frischem Obst und Gemüse bestimmte Formen von Krebs seltener auftreten. Diese Wirkung wird auch durch Glucosinolate vermittelt. Diese bilden Senföle, die stark krebshemmend aber auch für den charakteristischen Geruch von Knoblauch verantwortlich sind. Glucosinolate finden sich reichlich in: Kohl, Brokkoli, Knoblauch, Zwiebel, Senf und Brunnenkresse. Besonders in Japan werden Glucosinolate in großer Menge eingenommen – etwa doppelt so viel wie in Mitteleuropa. Brokkoli und Nahrungsergänzungsprodukte aus Brokkoli sind derzeit als Krebsschutz in den USA ein Verkaufsschlager.

In Tierexperimenten konnten Inhaltsstoffe von Brokkoli die Entstehung von Brustkrebs und Magentumoren verhindern.

Karotinoide

Brustkrebs ist die häufigste Krebserkrankung in den industrialisierten Ländern und die Rate ist ständig im Steigen begriffen. Eine an Karotenoiden reiche Diät (Tomaten, Karotten, Spinat, Orangen) ist mit einer geringeren Erkrankungswahrscheinlichkeit von Brustkrebs vergesellschaftet. Karotenoide sind Vitamine, die mit der Nahrung aufgenommen werden können. Sie bewirken eine Verbesserung der Immunantwort, hemmen das unkontrollierte Zellwachstum und reduzieren schädigende Einflüsse an unseren Erbanlagen (DNA).

Vitamin C

Auch Ascorbinsäure hat neben anderen Vitaminen als Antioxidans einen unterstützenden Effekt gegen die Entstehung von Krebs.

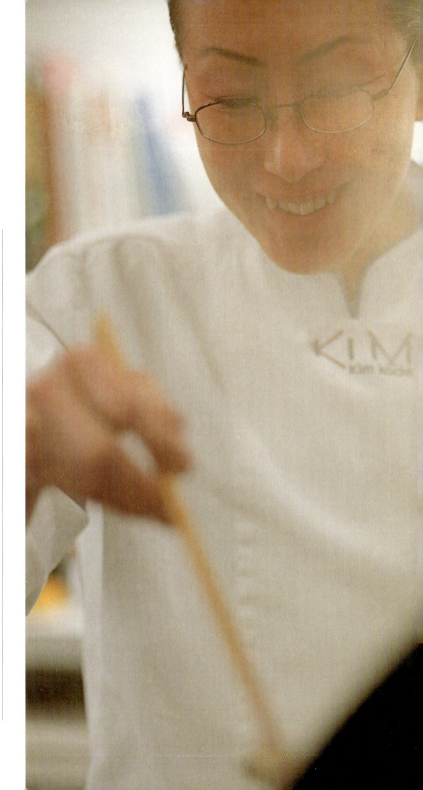

Zubereitungszeit
40 Minuten (ohne Einweichzeit)

Zutaten für 4 Portionen

100 g Kichererbsen
80 g Basmati-Reis
1/2 Brokkoli
1/2 Karfiol (Blumenkohl)
1/8 Chinakohl (oder Kraut)
1 Jungzwiebel
1 Knoblauchzehe
Salz · Pfeffer
1 TL Sesamöl
2 EL süßsaure Chilisoße
1 EL Balsamico-Essig

Kichererbsensalat mit Brokkoli

Zubereitung

Kichererbsen über Nacht in kaltem Wasser einweichen und am nächsten Tag weich kochen (30 Minuten).

Basmati-Reis waschen und mit Wasser im Verhältnis 1 : 1,1 kochen, dann abkühlen lassen. Brokkoli und Karfiol waschen, klein schneiden, kurz dämpfen (ca. 1 Minute) oder in einer Pfanne in wenig Öl kurz anbraten. Chinakohl in feine Streifen schneiden. Die Jungzwiebel waschen und in dünne Ringe schneiden. Knoblauch ganz klein hacken.

In eine Schüssel Kichererbsen, abgekühlten Reis, Brokkoli, Karfiol, Chinakohl, Jungzwiebel und Knoblauch geben und mit Salz und Pfeffer würzen. Mit Sesamöl und süßsaurer Chilisoße vermischen und mit Balsamico-Essig abschmecken.

Nährwerte pro Portion

Energie	201 kcal	Kohlenhydrate	31,9 g
Eiweiß	8,9 g	Ballaststoffe	7,0 g
Vitamin A	0,246 mg	Vitamin B_6	0,291 mg
Vitamin C	87,2 mg	Vitamin D	0,0 mg
Vitamin E	1,9 mg	Cholesterin	0,013 mg

Mehrfach ungesättigte Fettsäuren 1,9 g

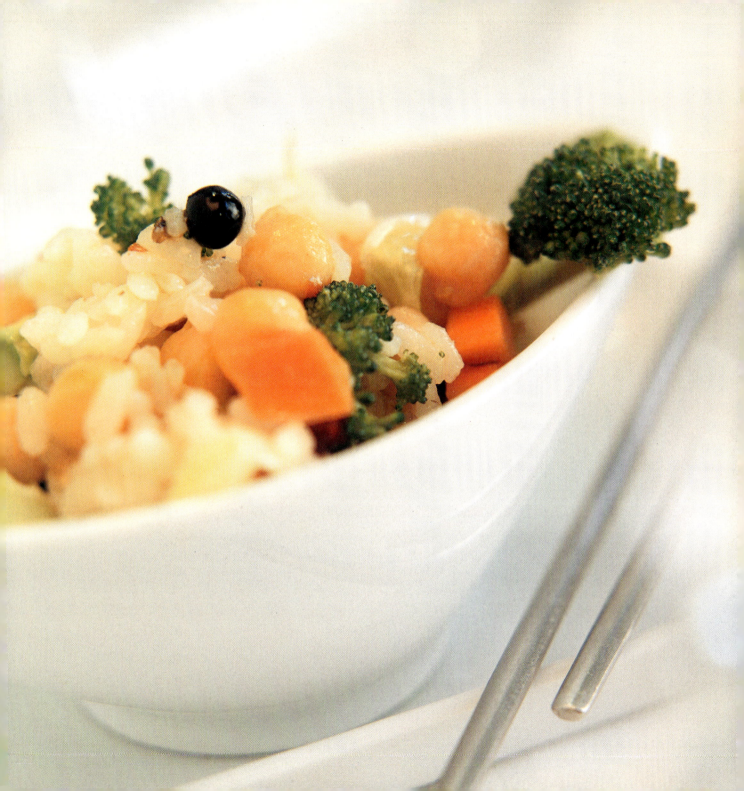

Zubereitungszeit
30 Minuten

Zutaten für 4 Portionen

HEURIGENKRAUT
4 heurige Krautblätter
1 kleine Zwiebel
2 Eier
200 g klein gehacktes
frisches Tunfischfilet
Salz · Pfeffer
wenig Sojasoße

SPINAT-ERDÄPFEL
ca. 300 g Erdäpfel (Kartoffeln)
200 g frischer Spinat
Öl zum Anbraten

Heurigenkraut mit Tuna gefüllt und Spinat-Erdäpfel

Zubereitung

HEURIGENKRAUT: Die Krautblätter im heißen Wasser blanchieren. Die Zwiebel kleinwürfelig schneiden, in eine Schüssel geben und mit den Eiern und dem Tunafilet vermischen. Salzen und pfeffern und mit der Sojasoße abschmecken.

SPINAT-ERDÄPFEL: Die Erdäpfel schälen, vierteln und in Salzwasser kochen. Den Spinat kurz blanchieren, mit Hilfe eines Küchengerätes pürieren und zur Seite stellen.

Krautblätter mit Tunamischung bestreichen und einrollen.

2 Pfannen mit wenig Olivenöl erhitzen.

In eine Pfanne die Erdäpfel und das Spinatpüree geben und kurz braten.

In die andere Pfanne die gefüllten, gerollten Krautblätter geben und goldbraun anbraten. Mit wenig Sojasoße abschmecken und auf einem Teller mit den Spinat-Erdäpfeln anrichten.

Nährwerte pro Portion

Energie	254 kcal	Kohlenhydrate	13,5 g
Eiweiß	18,4 g	Ballaststoffe	4,0 g
Vitamin A	0,703 mg	Vitamin B$_6$	0,714 mg
Vitamin C	49,0 mg	Vitamin D	0,004 mg
Vitamin E	3,8 mg	Cholesterin	153,8 mg
Mehrfach ungesättigte Fettsäuren 4,8 g			

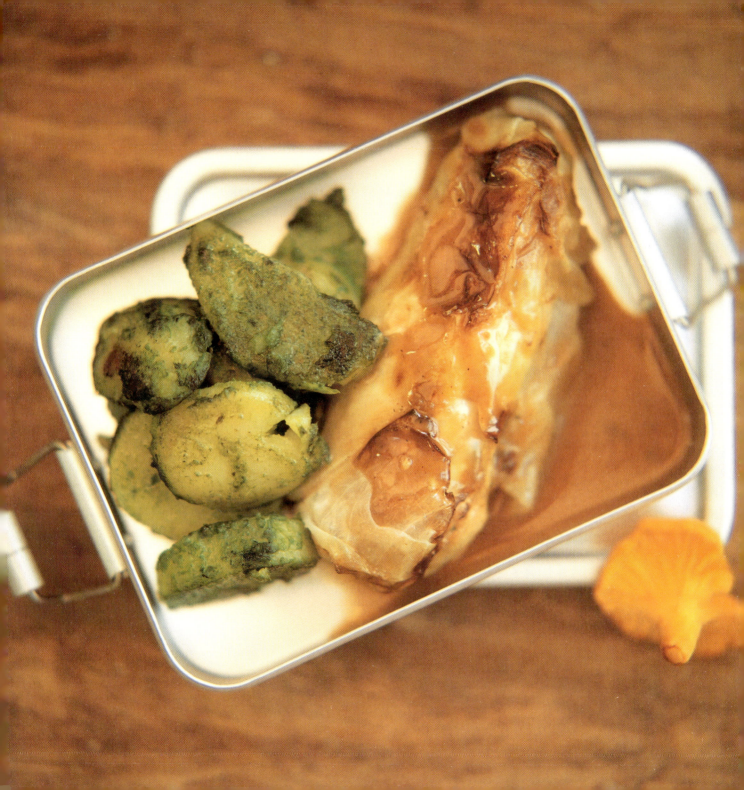

Zubereitungszeit
5 Minuten

Zutaten für 4 Portionen

50 g Ingwer
0,8 l Orangensaft
(kann auch frisch gepresst sein)

Ingwer-Orangen-Saft

Zubereitung

Ingwer klein hacken, in die Knoblauchpresse geben und pressen. Ingwer zum Orangensaft geben und servieren.

Nährwerte pro Portion

Energie	96 kcal	Kohlenhydrate	18,7 g
Eiweiß	2,0 g	Ballaststoffe	0,59 g
Vitamin A	0,03 mg	Vitamin B_6	0,102 mg
Vitamin C	62,3 mg	Vitamin D	0,0 mg
Vitamin E	0,492 mg	Cholesterin	0,0 mg
Mehrfach ungesättigte Fettsäuren 0,138 g			

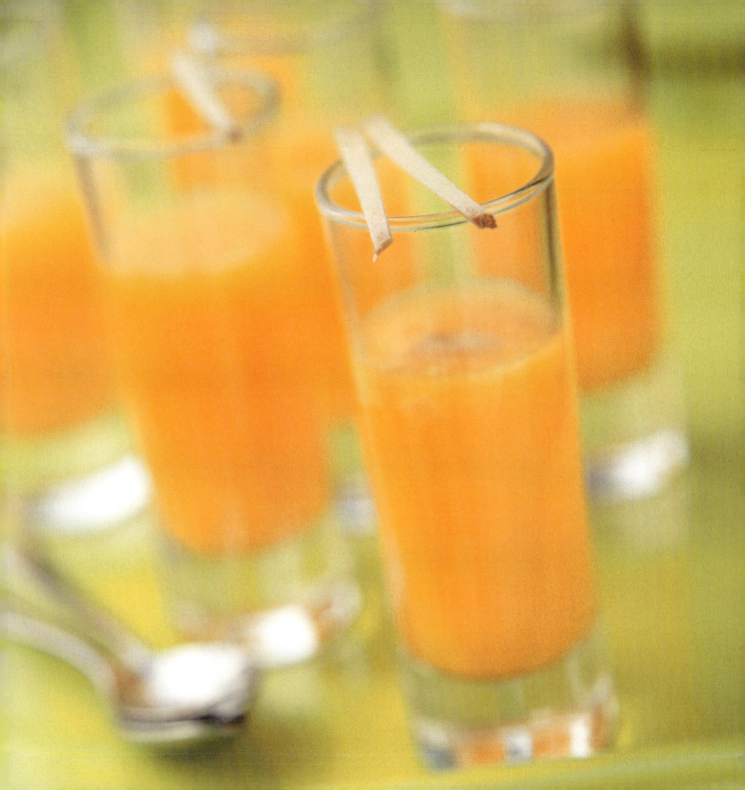

Heidel- und Preiselbeeren

altbekannte Arzneimittel

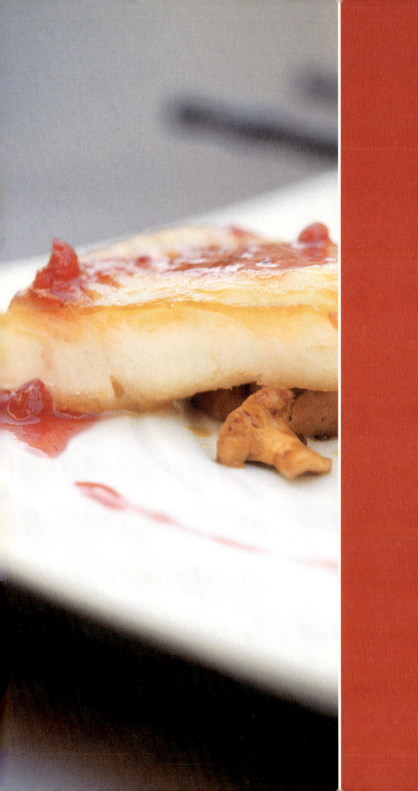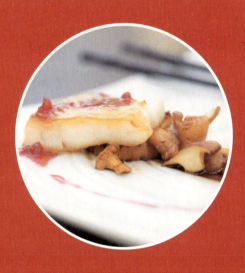

Ich verspürte schon bald, wie ich mich »beerenstark« fühlte und die Müdigkeit verschwand.

Teofras aus Eressos, Begründer der Botanik, hat in seinem Werk »Untersuchungen von Pflanzen« über die Heidelbeere und die Anwendung bei verschiedenen Krankheiten geschrieben. Die Pflanze sucht sauren und torfigen Boden. Im Spätsommer reifen blaue, wohlschmeckende Früchte heran.

»In meiner Kindheit hat mir meine Mutter bei beginnendem Krankheitsgefühl und Müdigkeit immer Heidelbeertee verabreicht. Sie hat dazu zwei Esslöffel getrocknete Heidelbeeren in Wasser aufgekocht. Nachdem die blaue Flüssigkeit etwas abgekühlt war, gab sie immer noch einige Tropfen frischen Zitronensaft und etwas Zucker dazu. Ich liebte dieses Getränk und verspürte schon bald, wie ich mich »beerenstark« fühlte und die Müdigkeit verschwand.«

Der Name Heidelbeere kommt vom althochdeutschen Wort »heitperi« und bedeutet in der Heide wachsende Beere. Verbreitet ist die Heidelbeere in ganz Europa und bereits im 12. Jahrhundert empfahl Hildegard von Bingen die getrocknete Beere bei Darmbeschwerden. In manchen Gegenden galten die am Jakobitag (25. Juli) gepflückten Beeren als besonders beruhigend und heilend.

Heidelbeeren wirken entzündungshemmend und antibakteriell und helfen im getrockneten Zustand bei Durchfall. Zusätzlich beugen die sie Infektionen vor und wirken entwässernd. Heidelbeeren sind äußerst gesund, die enthalten Karotin, Vitamin B_6, Magnesium sowie Vitamin C.

Der blaue Farbstoff der Heidelbeere schützt das Nervenssystem und die blutbildenten Zellen.

Chronische Müdigkeit

Der Oberbegriff chronische Müdigkeit ist durch eine Vielzahl von Beschwerden gekennzeichnet: Konzentrationsverlust, Schlafstörungen und Muskelschmerzen. Wegen der Verschiedenartigkeit des Krankheitsbildes kann es keine standardisierte Therapie geben. Eine gute Behandlung muss sich vielmehr nach der individuellen Ursache richten. Am Beginn muss immer eine exakte Suche nach der Ursache der chronischen Müdigkeit stehen. Erst anschließend soll die richtige Ernährung als zusätzliche Maßnahme erfolgen. Angereicherte Gifte müssen aus dem Körper ausgeschieden werden. Dazu gibt es inzwischen eine ganze Reihe von schulmedizinischen Methoden. Aber auch die natürlichen Wege der Ausscheidung sollten angeregt werden. Zum Beispiel kann man solche reinigende Prozesse einleiten, indem man viel trinkt und in der Sauna schwitzt. In medizinischen Fachkreisen gewinnt in letzter Zeit die Nahrungsmittelintoleranz immer mehr an Bedeutung. Das ist keine Allergie oder Unverträglichkeit im engeren Sinne, bedeutet aber, dass bestimmte Nahrungsmittel vom Magen-Darm-Trakt nicht aufgenommen werden können. Diese Substanzen verbleiben dann im Darm und werden von Bakterien in Stoffe umgewandelt, die in Folge dem Körper schaden. Eines der vielen Symptome einer Nahrungsmittelintoleranz ist chronische Müdigkeit. Diese kann durch Weglassen des schuldigen Nahrungsbestandteiles (Fruchtzucker, Milchzucker etc.) behoben werden. Da es schwierig ist eine Unverträglichkeit zu testen, ist die erste und einfachste Hilfe ein Diätwechsel bzw. eine möglichst bunte und ausgeglichene Ernährung.

Der heilsame Tipp

Warum regelmäßige körperliche Bewegung?

Psychische Probleme, Belastungen und negativer Stress können als Abwehrmaßnahme zu chronischer Müdigkeit führen. Es reicht in vielen Situationen nicht aus alleine nach körperlichen Erkrankungsursachen zu suchen. Diese Menschen fühlen sich demotiviert, müde und depressiv verstimmt. Regelmäßige körperliche Bewegung mit niedriger, aber lang dauernder Belastung (mindestens dreimal 40 Minuten pro Woche) kann körpereigene Schmerzmittel (Endorphine) freisetzen. Plakativ werden Endorphine oft als »Glücksbotenstoffe des Körpers« bezeichnet. Dies unterstreicht aber nur die besondere Bedeutung von körperlicher Aktivität.

*»Drei Zehntel heilt die Medizin,
sieben Zehntel heilt die richtige Ernährung.«*

(Chinesisches Sprichwort)

Zutaten	Inhaltsstoffe
frisches Gemüse	Antioxidantien (Glutathione) Vitamine
frisches Obst	Antioxidantien (Glutathione) Vitamine N-Acetylcystein Alpha-Liponsäure
Heidelbeeren Preiselbeeren	Anthocyanidin
Meeresfische Nachtkerzenöl	Essentielle Fettsäuren Coenzym Q10

**Welche Zutaten
können helfen?**

Heidelbeeren, Preiselbeeren

In einer wissenschaftlichen Arbeit wiesen Heidelbeeren und Preiselbeeren einen hohen Gehalt an Anthocyanidin auf. Dies ist ein pflanzlicher Farbstoff, der mit der Nahrung aufgenommen werden kann.

Er ist vor allem in farbigem Gemüse und Obst enthalten. Besonders hoch ist der Gehalt in Heidel- und Preiselbeeren. Diese Substanz schützt das Nervensystem und die blutbildenden Zellen vor Umweltschäden, da sie die schädliche »oxidative« Wirkung dieser Gifte abwehrt.

Essentielle Fettsäuren

Essentielle Fettsäuren und deren Abbauprodukte wirken positiv gegen Stressreize. Kommt es zu Verschiebungen, zu einem Ungleichgewicht oder speziell einem Mangel dieser Stoffe, ist die körperliche Balance gefährdet und chronische Müdigkeit kann die Folge sein.

Eine ausgeglichene Ernährung in Bezug auf essentielle Fettsäuren ist daher wichtig. Da der Körper mehrfach ungesättigte Fettsäuren nicht selbst herstellen kann, bezeichnet man sie deshalb als essentiell. Diese sind überwiegend pflanzlicher Herkunft, sind aber auch im Fett von Meeresfischen enthalten und werden in Omega-3- und Omega-6-Fettsäuren eingeteilt.

Sie sind für den Körper wichtig, da sie Bestandteile der Zellmembranen sind und außerdem Ausgangssubstanz der so genannten Eicosanoide (»Gewebshormone«), die an zahlreichen Stoffwechselprozessen beteiligt sind (Stressbewältigung).

Glutathion

Dieser kleine Eiweißkörper ist in fast allen Zellen enthalten und wirkt als »Entgiftungszentrale«. So werden Schwermetalle und toxische Substanzen durch Glutathion unschädlich gemacht.

Diese Wirkung macht sich die Medizin bei der Verwendung von Glutathion als Unterstützung bei Chemo- und Strahlentherapien zu Nutze. Diese belastenden Behandlungen werden unter Glutathionbeigabe besser vertragen.

Auch bei der chronischen Müdigkeit ist Glutathion als Entgiftung wichtig. Reich an dieser Substanz sind frisches Gemüse und Obst.

Coenzym Q10

Die Universität Berkeley (Kalifornien) gab in ihrem UC Berkeley Wellness Letter (Mai 2003) die Empfehlung heraus, dass die Einnahme von Coenzym Q10 bei gesunden Personen keinen Sinn macht. Liegen Hinweise auf chronische ungeklärte Müdigkeit vor, so empfehlen wir die Auffüllung und Erhaltung der Q10-Speicher durch eine meeresfischreiche Ernährung. Da Q10 fettlöslich ist, soll diese Mahlzeit mit etwas Oliven- oder Rapsöl zubereitet sein.

Nachtkerzenöl

Das Öl der Nachtkerze galt bei den Indianern und den frühen Siedlern des Westens als Medizin bei Hämorrhoiden, Magenschmerzen und Verstauchungen. Lange wusste man nichts über den Grund des therapeutischen Effekts.

Der Wirkstoff im Nachtkerzenöl ist die Gamma-Linolensäure, die eine entzündungshemmende Wirkung im Körper ausübt.

Der heilsame Tipp

Essen Sie mehr Fisch und weniger Fleisch!

Leider stehen in Mitteleuropa Fische aus dem Meer zu selten auf dem Einkaufszettel. Wissenschaftler empfehlen mindestens 2 Seefischmahlzeiten pro Woche (z. B. Lachs, Makrele, Tunfisch). Als Alternative, die aber nicht so gut mundet, können Fischölkapseln versucht werden. Die im Fisch enthaltenen Omega-3-Fettsäuren sind wahre Multitalente: Diese Stoffe schützen das Gehirn und senken laut Universität Bari das Risiko von Gedächtnisverlust und Altersdemenz. Das LDL-Cholesterin wird gesenkt und dadurch werden das Herz und die Gefäße geschützt. Gleichzeitig verbessert sich die Fließeigenschaft des Blutes, wodurch einer Gefäßverstopfung (Thrombose) entgegengewirkt wird. Interessanterweise hat gezüchteter Lachs mehr Omega-3-Fettsäuren als wilder.

Zubereitungszeit
10 Minuten

Zutaten für 4 Portionen

400 g Heilbuttfilet

1 EL Olivenöl

1 Schalotte (klein schneiden)

500 g Eierschwammerln

1 EL süßsaure Chili-Soße

(im Supermarkt erhältlich)

1/8 l Sushi-Essig

(oder Apfelbalsamico – gute Qualität)

2 EL Preiselbeer-Konfitüre

Salz · Pfeffer

4 EL Kernöl

ZUM GARNIEREN

1 Bund Jungzwiebeln

Heilbutt mit Eierschwammerln in Kernöl-Preiselbeersoße

Zubereitung

Heilbutt in 4 gleich große Stücke filetieren.

Eine beschichtete Pfanne mit Olivenöl erhitzen und die Heilbuttfilets beidseitig zwei Minuten braten und auf 4 Teller legen. Die Schalottenstücke in die Pfanne geben und anrösten, anschließend die restlichen Zutaten wie Eierschwammerln, Chili-Soße, Sushi-Essig und Preiselbeer-Konfitüre darunter mischen und ca. 1 Minute mitbraten. Mit Salz und Pfeffer abschmecken. Zum Schluss das Kernöl darunter mischen und gleichmäßig auf bereits mit dem Heilbutt vorbereiteten Tellern verteilen und evtl. mit Jungzwiebeln garnieren.

Kims Tipps

Statt Heilbutt kann auch Lachsforelle oder Waller verwendet werden.

Statt Kernöl kann man auch 2 EL Olivenöl nehmen.

Nährwerte pro Portion

Energie	257 kcal	Kohlenhydrate	7,0 g
Eiweiß	22,8 g	Ballaststoffe	8,4 g
Vitamin A	0,42 mg	Vitamin B6	0,461 mg
Vitamin C	15,9 mg	Vitamin D	0,008 mg
Vitamin E	1,7 mg	Cholesterin	32,0 mg
Mehrfach ungesättigte Fettsäuren 6,5 g			

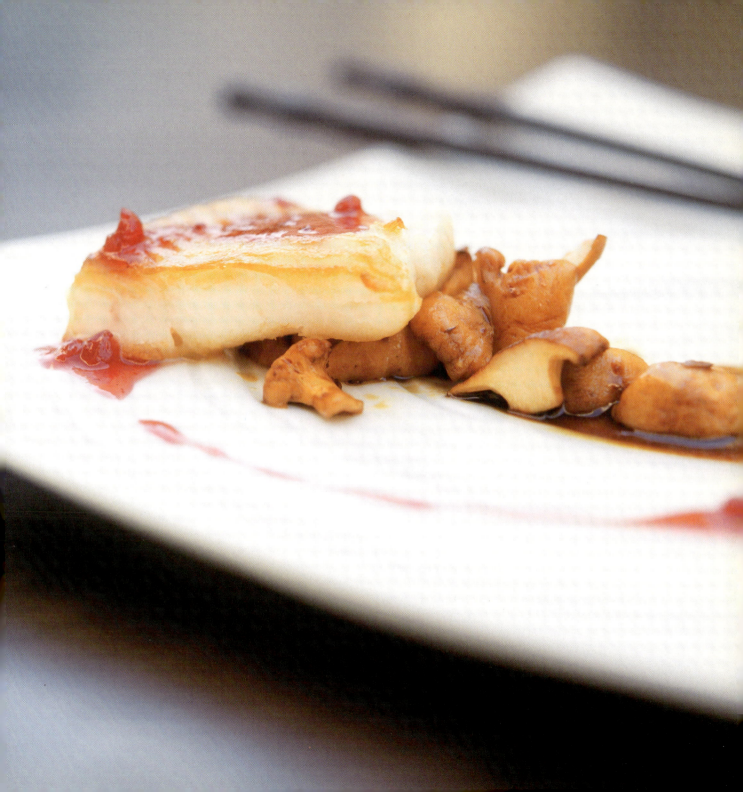

Zubereitungszeit
45 Minuten

Zutaten für 4 Portionen

LINSENCURRY

200 g Champagner-Linsen

1 EL Olivenöl

3 Schalotten

2 Knoblauchzehen

2 EL milde Madras (oder Currypulver)

1 Ingwerknolle

1 l Wasser

1 EL Balsamico-Essig

Salz · Pfeffer

Muskatnuss

LACHS

4 Lachsfilets (à 50 g)

4 Bananenblätter

Linsencurry mit gedämpftem Lachs im Bananenblatt

Zubereitung

LINSENCURRY: Linsen waschen. Pfanne mit Olivenöl erhitzen und die kleinwürfelig geschnittenen Schalotten und den gehackten Knoblauch anrösten. Madras (oder Curry) dazugeben und umrühren. Dann Linsen und grob gehackten Ingwer zufügen, mit 1 l Wasser (oder Fischfond oder Rindsuppe) aufgießen und ca. eine halbe Stunde köcheln lassen. Anschließend mit Balsamico-Essig, Salz und Pfeffer abschmecken und etwas Muskatnuss hineinreiben.

LACHS: Während das Linsencurry köchelt, Lachs salzen und pfeffern, mit Bananenblättern umwickeln und ca. 5 Minuten im Dampfgarer bei 85 °C oder in einem Dämpfeinsatz über einem Topf mit sprudelnd kochendem Wasser ca. 10 Minuten dämpfen.

Linsencurry gleichmäßig auf den Tellern verteilen. Lachs darauf legen und eventuell mit Koriander und Chili servieren.

Nährwerte pro Portion

Energie	289 kcal	Kohlenhydrate	28,7 g
Eiweiß	22,7 g	Ballaststoffe	6,2 g
Vitamin A	0,041 mg	Vitamin B_6	0,852 mg
Vitamin C	6,6 mg	Vitamin D	0,001 mg
Vitamin E	1,2 mg	Cholesterin	33,0 mg
Mehrfach ungesättigte Fettsäuren 2,0 g			

Kims Tipp

Ingwer muss nicht geschält sein.

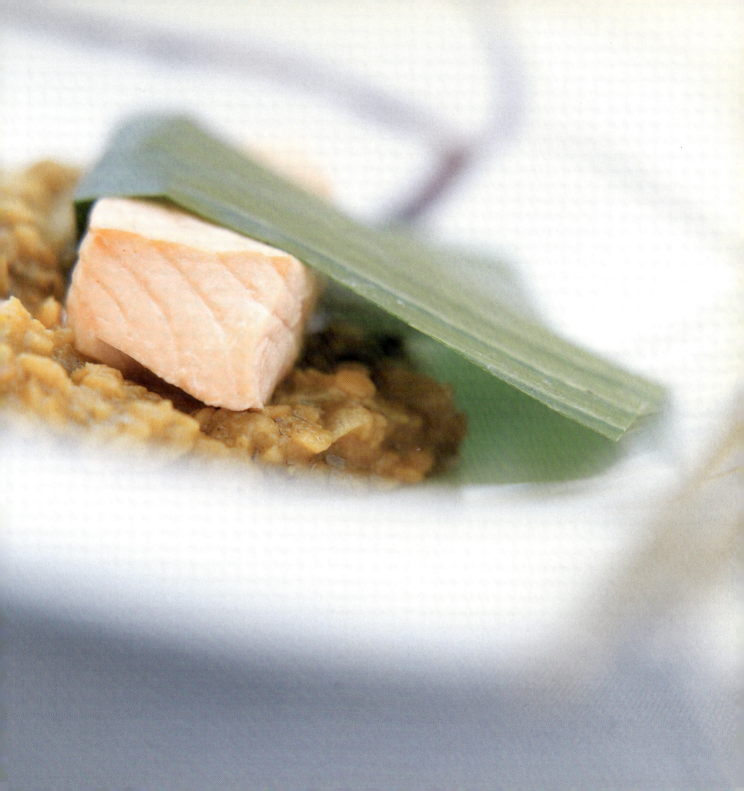

Zubereitungszeit

5 Minuten

Zutaten für 8 Portionen

2 reife Bananen

1/2 l Kokosmilch

1/4 l Wasser

1 Prise Vanillepulver

2 EL Ahornsirup

4 Tropfen Nachtkerzenöl

ZUM GARNIEREN

16 Bananenscheiben

Zitronensaft

8 Lemongrasstangen

Bananenfrappé in Kokosmilch mit Nachtkerzenöl

Zubereitung

Alle Zutaten in den Mixer geben und pürieren.

Zum Garnieren die Bananenscheiben mit Zitronensaft beträufeln und je zwei Scheiben auf eine Lemongrasstange aufspießen.

Das Frappé in Champagnergläser füllen und die Gläser eventuell mit Bananenblättern umwickeln. Die Lemongras-Bananen-Spieße dekorativ auf das Champagnerglas legen.

Nährwerte pro Portion

Energie	312 kcal	Kohlenhydrate	23,2 g
Eiweiß	3,3 g	Ballaststoffe	7,1 g
Vitamin A	0,029 mg	Vitamin B_6	0,316 mg
Vitamin C	10,6 mg	Vitamin D	0,0 mg
Vitamin E	0,66 mg	Cholesterin	0,0 mg
Mehrfach ungesättigte Fettsäuren 0,408 g			

Kims Tipp

Sollten keine Bananenblätter vorhanden sein, so können auch andere Pflanzenblätter verwendet werden.

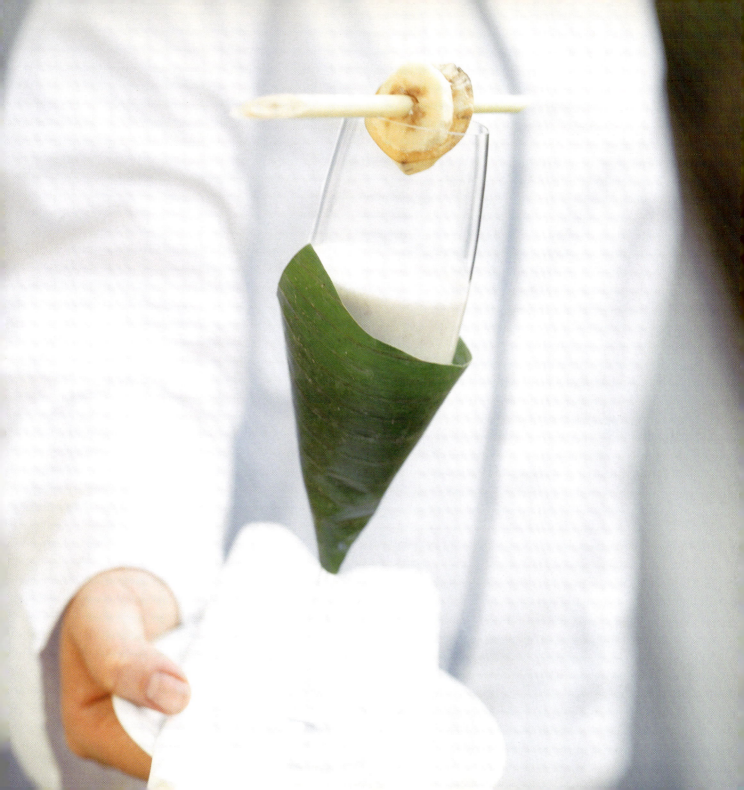

Soja und Hülsenfrüchte

schützen nicht nur den Darm

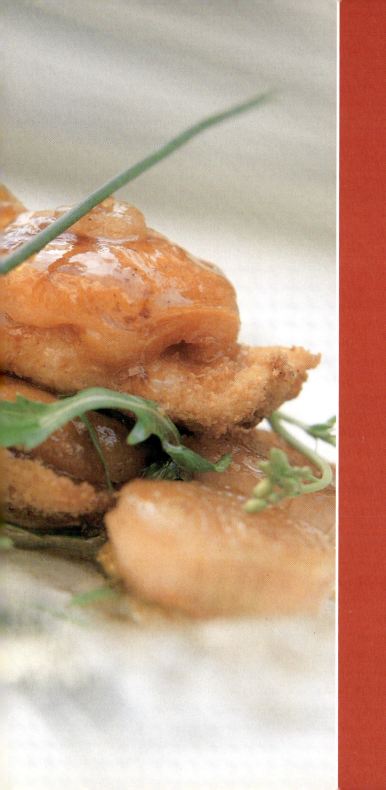
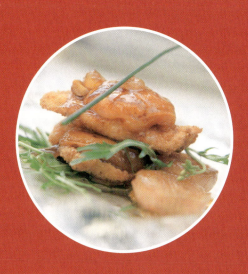

»*Essen und Trinken gehören zu den drei schönsten Dingen im Leben.*« *(René Nicolas Desgenettes)*

Die Erkenntnis, dass Hunger nicht nur der beste Koch, sondern auch der beste Arzt sei, war schon damals, lange vor der modernen Diätetik, weit verbreitet. Im Examen fragte Dr. Desgenettes einen Kandidaten: »Wo beginnt die Verdauung?« »Im Magen«, antwortete der Prüfling. »Falsch, mein Lieber«, erwiderte Desgenettes. »Sie beginnt in der Küche.«

(Walter Birkmayer, Gottfried Heindl:
Der liebe Gott ist Internist – oder Ärzte in Geschichten und Anekdoten)

René Nicolas Desgenettes, französischer Arzt, lebte von 1762 – 1837.

Die Samen von Hülsenfrüchten (Leguminosen) zeichnen sich durch einen hohen Proteingehalt aus. Sie nehmen somit als Eiweißträger in der Ernährung der Menschen eine bedeutende Rolle ein und besonders dort, wo vergleichsweise wenig tierische Proteine für den Eiweißaufbau zur Verfügung stehen.

Im ostasiatischen Raum ist die Sojabohne dominierend, in Afrika und anderen subtropischen Regionen ist es vor allem die Erdnuss, die als Proteinquelle dient. In den Ländern Lateinamerikas wird die Eiweißversorgung zum überwiegenden Teil durch Phaseolus-Bohnen abgedeckt, und im südamerikanischen Andenhochland trägt der »Tarwi« (Lupinus mutabilis) seit Jahrhunderten maßgeblich zur Proteinversorgung bei.

In Europa hatten besonders in früheren Zeiten Erbsen, Bohnen und Linsen einen hohen Stellenwert in der Ernährung; heute sind sie vor allem in den Mittelmeerländern noch ein bedeutender Bestandteil des Nahrungsangebotes.

Während in vielen Entwicklungsländern Hülsenfrüchte die Nahrung der ärmeren Bevölkerung ist, erfahren die Hülsenfrüchte in den Industrieländern derzeit eine Renaissance durch die zunehmend vegetarischen Ernährung in Wohlstandsgesellschaften, wobei man gerne den Begriff »Wertkost« verwendet, bei der Sojaprodukte im Vordergrund stehen. Die positiven »heilsamen« Wirkungen der Hülsenfrüchte unterstützen den Siegeszug auf unserem Speiseplan, zumal sie besonders unserem Darm gutes tun.

Beschwerden des Verdauungstraktes

Viele Beschwerden gehören zum Formenkreis der gastro-intestinalen, also der Magen-Darm-Erkrankungen. Dazu zählen Durchfall, Verstopfung, Sodbrennen, Gastritis und Ulkus, im Volksmund auch »Magengeschwür« genannt. Zusätzlich bereiten Entzündungen des Darmtraktes, das Reizdarm-Syndrom und Verdauungsstörungen oft Probleme. Die bedeutendste Ursache von Magen-Darm-Erkrankungen sind sicherlich Bakterien in einer Art oder Anzahl im Verdauungstrakt, wie sie von der Natur nicht vorgesehen sind. Das wohl verbreitetste und bekannteste ist der Helicobacter pylori, der für Gastritis oder das Ulkus und im schlimmsten Fall das Magenkarzinom verantwortlich sein kann.

Napoleon, von Ehrgeiz getrieben und ständig unter Spannung, litt unter Gastritis und bekam schließlich Magenkrebs. Mit seiner typischen Haltung, die eine Hand im Uniformrock, wollte er nichts anderes, als sich den Bauch wärmen um den Schmerz zu lindern.

Der heilsame Tipp

Bei Durchfallerkrankungen empfiehlt sich als altes Hausmittel der Verzehr eines zuerst geschälten und dann geriebenen Apfels. Beim Reiben des Apfels werden Pektine frei. Das sind Stoffe, die Flüssigkeit binden und somit den Durchfall mindern können. Dazu trinken Sie eine Tasse schwarzen Tee. Bei Verstimmungen des Magen-Darm-Traktes gilt generell Schonkost!

Zur Vermeidung von Verstopfungen empfehlen wir den regelmäßigen Konsum von ballaststoffreicher Kost, besonders in Form von Obst, Gemüse, getrockneten Früchten und Vollkornprodukten. Eine ausreichende Flüssigkeitszufuhr von mindestens 2 Litern pro Tag und körperliche Betätigung wirken einer Verstopfung vorbeugend entgegen.

Bei Problemen des Magens empfiehlt es sich tendenziell auf basische Lebensmittel (vor allem Gemüse) zurückzugreifen, da bei einer zusätzlichen Säurebelastung des Magens mit einer Verschlechterung der Beschwerdesymptomatik zurechnen ist.

Zutaten	Inhaltsstoffe
Milchprodukte: Molke Käse Jogurt	Vitamin A pre- und probiotische Inhaltsstoffe L-Glutamin L-Arginin
Sojaprodukte	L-Glutamin L-Arginin
Leber	Vitamin A
Fische	Vitamin A L-Glutamin L-Arginin
Puten- und Hühnerfleisch	L-Glutamin L-Arginin Vitamin A Zink
Hülsenfrüchte: Mais Erbsen	L-Glutamin L-Arginin
Karotten Kresse Spinat Grünkohl Brokkoli	ß-Karotin Vitamin C
Aprikosen (Marillen)	Vitamin A
Austern Zitronengras Curry Ingwer	Zink

**Welche Zutaten
können helfen?**

L-Glutamin

Glutamin kann bei intensiven Stressbelastungen vom Körper selbst nicht mehr in ausreichender Menge hergestellt werden, es gilt damit als so genannte semiessentielle Aminosäure. Mit einer Konzentration von 61 % im Aminosäure-Pool des Körpers ist Glutamin die im Organismus am häufigsten vorkommende Aminosäure. Studien belegen, dass der Einfluss von Glutamin auf Darm- und Immunzellen bei verschiedenen Darmerkrankungen einen speziell positiven Effekt hatte. Darmzellen, auch Enterozyten genannt, können Glutamin in Glutathion umwandeln. Glutathion wiederum ist Substrat für die Glutathion-Peroxidase und die Glutathion-S-Transferase und hat somit über die beiden angeführten Enzyme antioxidative, also vor freien Radikalen schützende und entgiftende Eigenschaften. Glutamin ist das Energiesubstrat für Darm- und Immunzellen. Untersuchungen zeigen, dass Glutamin, die Struktur einer krankhaft veränderten Darmschleimhaut wiederherstellen konnte.

- Glutamin verbessert die immunologische Barriere des Verdauungstraktes durch Stimulation der Abwehrzellen (Lymphozyten).

- Glutamin beeinflusst den Säure-Basen-Haushalt positiv.

- Glutamin vermindert die Vermehrung der Bakterien.

- Glutamin sorgt für eine gut dosierte und geregelte Durchlässigkeit der Darmwand.

Studien zeigen, dass Glutamin die Neuentstehungsrate von Infektionen und die Sterblichkeitsrate im Allgemeinen senken kann.

Empfohlene Tagesdosis: 20 – 40 g.

Vorkommen: Besonders große Mengen in Gliadin, einem Bestandteil von Weizen und Roggenkörnern (31 %), Casein, Hauptbestandteil des Milcheiweißes (24 %), Molkeprotein (7 %), Mais- und Sojaprotein (6 %). Gehalt von L-Glutamin in 100 g des angegebenen Lebensmittels: Sojabohnen 1,94 g, Pute 0,69 g, Mais 0,46 g, Huhn 0,39 g.

Der heilsame Tipp

Trinken Sie bei Blähungen, Bauchschmerzen, Krämpfen oder Übelkeit eine Tasse Fenchel-, Melissen-, Pfefferminz- oder Kamillentee. Matetee hilft bei Verstopfung.

L-Arginin

Die Aminosäure »Arginin« ist ein Vorläufermolekül des Stickoxids (NO). Neueste Studien ergeben sichere Beweise für die positiven Effekte dieser Aminosäure auf den Verdauungstrakt.

Die L-Arginingabe bei Ratten, die aufgrund einer Bestrahlung entzündliche Darmerkrankungen bekamen, bewirkte eine schnelle Regeneration der Darmschleimhaut und die Reinigung von schädlichen Bakterien. Ebenso verbesserte sich die Heilung beim Magengeschwür.

Eine große Studie ergab, dass es durch die Verabreichung von L-Arginin zu eindeutig weniger Entzündungen des Dünndarms und des Magens kam. Die schützende Wirkung des Enzyms Stickstoffmonoxid-Synthase (NOS) wird durch eine von L-Arginin angeregte Erhöhung der NO-Formation gesteigert. Zusätzlich wird die Produktion von Immunzellen durch L-Arginin unterstützt.

Eine weitere Studie zeigt, dass bei Neugeborenen, die in den ersten 28 Tagen ihres Lebens Arginin bekommen haben, die Neuentstehungsrate einer sehr gefährlichen Darmerkrankung der Neugeborenen eindeutig niedriger war.

Umgekehrt, hatten alle Babys, die an dieser schweren Darmerkrankung litten, sehr niedrige LArgininspiegel, was wiederum die Wichtigkeit dieser Aminosäure unterstreicht.

Zusätzlich spielt L-Arginin eine tragende Rolle bei der Aufrechterhaltung der Darmschleimhaut. Untersuchungen zeigen, dass die Gabe von L-Arginin zu einer besseren Durchblutung des gesamten Verdauungstraktes führt.

Empfohlene Dosis: 10 – 200 mg/kg KG.

Vorkommen: In allen Sojaprodukten, Fleisch, Fisch, Geflügel, Käse, Milchprodukte, Vollkornprodukte, Mais, Obst, Gemüse, Alfalfa, Samen (Flachs- und Leinsamen), Hülsenfrüchte (Kichererbsen, Linsen, Bohnen, Erbsen), Hirse, Sprossen (Soja, Bambus, Topinambur, Mungo-Bohnen) und Keimlinge.

Zink

Als Spurenelement stellt Zink eine wichtige Komponente der Zellmembran dar und hat zusätzlich eine sehr bedeutende Aufgabe bei vielen Stoffwechselprozessen, im speziellen als Antioxidans, durch den Schutz vor schädlichen freien Radikalen. Schwere Durchfallerkrankungen sind sehr oft mit einem Zinkmangel verbunden.

Wissenschaftler haben gezeigt, dass bei Patienten die sich aus Gründen entzündlicher Prozesse oder wegen Krebserkrankungen einer Darmoperation unterziehen mussten, immer erniedrigte Zinkspiegel im Blut vorlagen.

Zink verbessert zusätzlich die Durchgängigkeit der Darmwand und ermöglicht dadurch eine gute Aufnahmefähigkeit lebenswichtiger Stoffe.

In Peru wurde Kindern, die an lang dauernden Durchfallerkrankungen litten, eine zinkreiche Ernährung verabreicht. Durch diese Maßnahme wurde die Krankheitsdauer entscheidend verkürzt. Empfohlene Tagesdosis 10 mg.

Zink wird aus tierischen Lebensmitteln besser aufgenommen und ist dort in höheren Mengen vorhanden. Veganer sollten daher auf eine ausreichende Zinkzufuhr achten, da eine Kost, die Eier und Milchprodukte strikt ausschließt, zu einer ungenügenden Zinkversorgung führt. Die wichtigsten Zinklieferanten sind Austern, Fleisch, Innereien, Eier, Käse und andere Milchprodukte, einige Fische, besonders Schalentiere, Roggen- und Weizenkeime, Weizenkleie, Haferflocken und Kürbiskerne. In der Lebensmittelproduktion kann Zink, durch das starke Ausmahlen von Mehl, verloren gehen.

An Zink reiche Lebensmittel enthalten in 100 Gramm

- Austern 100 – 400 mg
- Haferflocken 7,7 mg
- Kakao, trocken 4,9 mg
- Eigelb 3,5 mg
- Nüsse 3,4 mg
- Weizen, ganz 3,2 mg
- Fleisch 3,0 mg
- Roggen, ganz 2,6 mg

Vitamin A

Es ist wichtig bei der Instandhaltung der Darmepithelzellen, für das Immunsystem und beim Sehvorgang. Eine Studie hat bewiesen, dass ein Mangel an Vitamin A mit einem erhöhten Risiko an Durchfall zu erkranken einhergeht. Eine zusammenfassende Analyse konnte zeigen, dass durch eine Substitution mit Vitamin A die Sterblichkeit von Menschen aus Ländern der Dritten Welt an chronischen Darmerkrankungen deutlich gesenkt werden konnte. Bei betroffenen Kindern sogar um 30 %! Umgekehrt steht ein niedriger Vitamin-A-Spiegel mit einer schlechten Barrierefunktion des Magen-Darm-Traktes in Verbindung. Eine vermehrte Einnahme von Vitamin A verbessert diese. Besonders reichlich vorhanden ist es in Leber, in fettreichen Fischen (z. B. Lachs, Tunfisch, Hering), im Hühnerfleisch und in Käse. Die Vorstufe von Vitamin A, das Betakarotin, findet man vor allem in Karotten (Möhren), Kresse, Spinat, Grünkohl, Aprikosen (Marillen) und Brokkoli.

Pro- und prebiotische Nahrungsmittel

Darunter versteht man mit bioaktiven Mikroorganismen angereicherte Lebensmittel, wobei Milchprodukte als die bekanntesten gelten. In kürzlich veröffentlichten Studien wird die Einnahme sowohl pro- als auch prebiotischer Nahrungsmittel als nützlich bei entzündlichen Darmerkrankungen und sinnvoll zur Aufrechterhaltung der Darmflora anerkannt. Im Übrigen hat auch Sauerkraut eine positive Wirkung auf die Darmflora.

Grüner Tee

Studien belegen, dass der Konsum von grünem Tee die Darmschleimhaut im Gleichgewicht hält und die Darmflora günstig beeinflusst, indem die »schlechten« Bakterien vermindert und die »guten« vermehrt werden.

Zusätzlich schützt der regelmäßige Konsum von grünem Tee gegen Magenverstimmungen und in weiterer Folge auch vor der Entstehung des Magenkarzinoms.

Der heilsame Tipp

Regelmäßiger Konsum von grünem Tee kann die Entstehung von chronischen Erkrankungen verringern!

Ingwer

Ingwer bietet die Möglichkeit der Vorbeugung (Prävention) und Therapie bei Darmträgheit und Übelkeit. Zusätzlich hemmt Ingwer das Wachstum von Helicobacter pylori – dem Verursacher des Magengeschwürs!

Zitronengras

Im Tierversuch reduzierte es die Besiedelungsdichte von Helicobacter pylori und entwickelte keine Resistenzen im Gegensatz zur Antibiotika-Therapie.

Olivenöl

Olivenöl fördert die Ausschüttung von wichtigen Enzymen für die Verdauung und unterstützt nachweislich den Heilungsprozess beim Magengeschwür.

Möglicherweise hilfreich sind:

Knoblauch: Als Prävention gegen Helicobacter pylori und in weiterer Folge zur Risikominderung der Entstehung von Magenkrebs.

Vitamin C und Vitamin E: Können das Fortschreiten einer krankhaften Rückbildung der Magenschleimhaut verhindern.

Selen: Untersuchungen am Tier zeigen, dass Selen das Wachstum des Bakteriums Helicobacter pylori bremst.

Curry (Curcumin): Aus der indischen Küche bekannt und wegen seiner medizinischen Wirkung geschätzt, ist Curry gegen das gefährliche Bakterium Helicobacter pylori wirksam.

Der heilsame Tipp

Bei Problemen des Verdauungstraktes ist mit sehr scharfen Speisen Vorsicht geboten.

Kleine Kräuterheilkunde

Kräutern wird eine Vielzahl von Heilwirkungen zugeschrieben, von denen einige wissenschaftlich belegt sind, während andere nicht als gesichert gelten. In der traditionellen chinesischen Medizin (TCM) haben sie seit mehreren Tausend Jahren ihren festen Platz.

Auch wenn die Mehrzahl ihrer Wirkungen schulmedizinisch nicht anerkannt ist, haben sich doch viele von ihnen in der Praxis bewährt.

■ **Allgemeine Beschwerden:** Koriander, Pfefferminze, Fenchel, Johanniskraut, Kamille, Dill, Majoran, Oregano, Basilikum, Liebstöckel, Eibisch, Petersilie, Rosmarin, Zitronenmelisse, Kerbel.

■ **Blähungen:** Dill, Estragon, Salbei, Rosmarin, Zitronenmelisse, Fenchel, Kümmel, Anis, Pfefferminze.

■ **Durchfall:** Knoblauch, Stiefmütterchen, Pfefferminze, Borretsch.

■ **Verstopfung** (Obstipation): Basilikum, Benediktenkraut, Sauerampfer, Dill, Lorbeeren und Lorbeerblätter, Majoran, Oregano.

Zubereitungszeit
20 Minuten

Zutaten für 4 Portionen

GESCHMORTE MARILLEN

4 Marillen (Aprikosen)
(oder mehr, je nach Geschmack)
1 g Butter
1 EL Zucker
1 Schuss Zitronensaft
Salz
wenig Ingwersaft
3 EL Karottensaft

PANIERTE HÜHNERFILETS

8 Hühnerfilets (à 50 g)
Salz · Cayennepfeffer
50 g fein gehackter Ingwer
Brösel zum Panieren der Hühnerfilets
2 Eier · wenig Mineralwasser · Mehl
Öl zum Frittieren

ZUM GARNIEREN

Rucola

Nährwerte pro Portion

Energie	491 kcal	Kohlenhydrate	34,1 g
Eiweiß	31,6 g	Ballaststoffe	3,1 g
Vitamin A	0,47 mg	Vitamin B_6	0,678 mg
Vitamin C	8,2 mg	Vitamin D	0,001 mg
Vitamin E	13,9 mg	Cholesterin	185,6 mg
Mehrfach ungesättigte Fettsäuren 13,3 g			

Ingwer-Marillen-Huhn-Millefeuille

Zubereitung

Die Marillen halbieren und entkernen. Eine beschichtete Pfanne erhitzen, Butter und Zucker zugeben, karamellisieren lassen und die entkernten Marillen mit der Hautseite nach oben und der Fruchtfleischseite nach unten anbraten. Zitronensaft, 1 Prise Salz, Ingwersaft und Karottensaft zufügen. Eine Minute schmoren lassen und warm stellen.

Die Hühnerfilets salzen und pfeffern. Fein gehackten Ingwer mit Bröseln vermischen und zur Seite stellen. Die Eier mit wenig Mineralwasser vermischen (die Panier wird dadurch knuspriger) und ebenfalls zur Seite stellen.

Die Filets werden in folgender Reihenfolge paniert:
Mehl – Eier – Ingwerbrösel.

Öl zum Frittieren erhitzen, Filets herausbacken und abtropfen lassen.

Auf einen Teller wenig Rucola geben, dann schichtweise Filet – Marille – Filet – Marille stapeln und mit der restlichen Marillensoße garnieren.

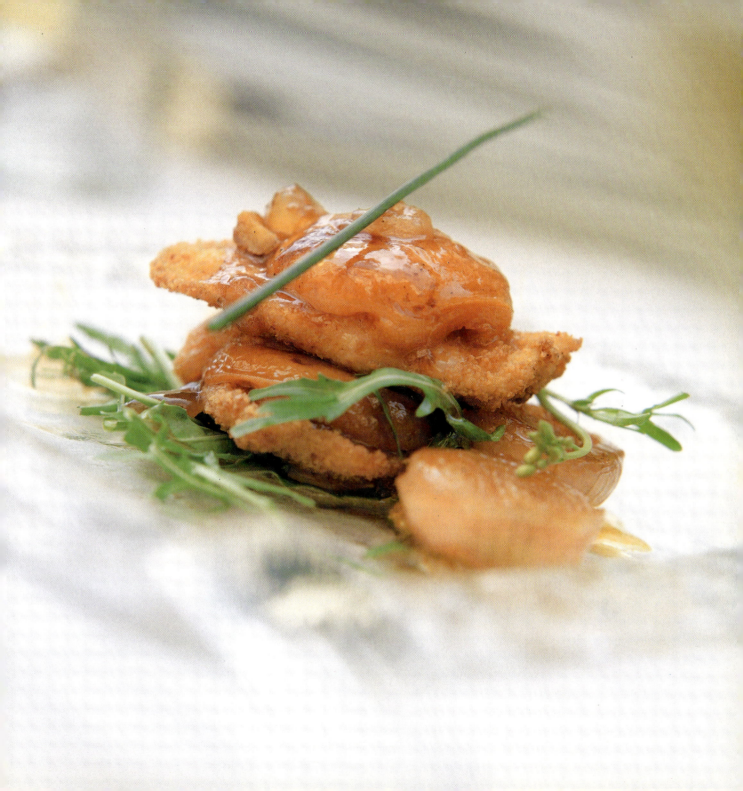

Zubereitungszeit
30 Minuten

Zutaten für 4 Portionen

LEMONGRAS-CURRY

3 Stangen Lemongras

2 mittelgroße Tomaten

2 EL Tomatenmark

3 EL Ketchup

20 g Kafirblätter (Lemonenblätter)

20 g Ingwer

20 g Galgant

4 Schalotten

3 Knoblauchzehen

6 Korianderwurzeln

1 Chili

Salz

300 g Tempeh

1 Dose Kokosmilch, ungesüßt

100 g geröstete Erdnüsse

Öl zum Anbraten

Rotes Lemongras-Curry mit Tempeh

Zubereitung

LEMONGRAS-CURRY: Alle Zutaten mit einem Mixer fein pürieren (Lemongras-Stangen, Ingwer und Galgant vorher klein schneiden). Am besten dafür den Standmixer benützen.

Die Currymasse in einer beschichten Pfanne in wenig Öl anbraten.

Eine andere Pfanne erhitzen, Tempeh in 1 cm große Würfel schneiden und kurz anrösten.

Die gerösteten Tempehwürfel zur Currymasse geben, Kokosmilch und Erdnüsse zufügen.

Ca. 10 Minuten köcheln und weitere 10 Minuten ziehen lassen. Mit Salz abschmecken. Als Beilage passt am besten Reis dazu.

Information

Tempeh ist ein aus Indonesien stammendes hochwertiges vegetarisches Lebensmittel. Es wird aus gekochten, geschälten Sojabohnen und/oder Getreidekörnern, die mit einem Edelschimmelpilz geimpft werden, hergestellt.

Nährwerte pro Portion

Energie	497 kcal	Kohlenhydrate	13,2 g
Eiweiß	23,6 g	Ballaststoffe	13,8 g
Vitamin A	0,056 mg	Vitamin B_6	0,501 mg
Vitamin C	15,0 mg	Vitamin D	0,0 mg
Vitamin E	5,6 mg	Cholesterin	0,025 mg
Mehrfach ungesättigte Fettsäuren 8,9 g			

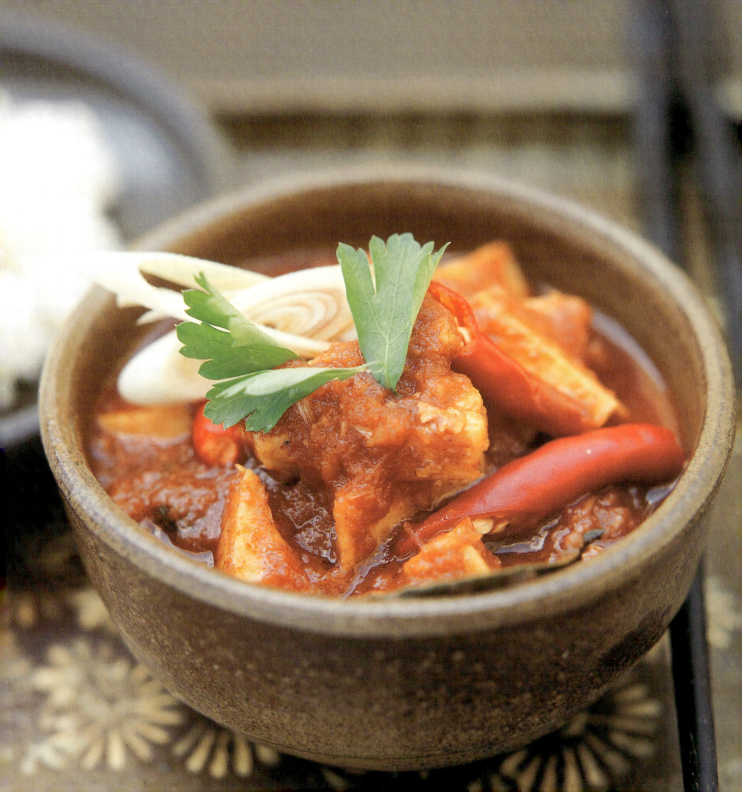

Zubereitungszeit
7 Minuten

Zutaten für 4 Portionen

1 süßer Apfel
1 saurer Apfel (Granny Smith)
1 Schuss Zitronensaft
evtl. 1 EL Zucker oder Honig
1/3 TL geriebener Ingwer

Ingwer-Apfelmus

Zubereitung

Die Äpfel schälen und grob raspeln. Mit Zitronensaft und Zucker kurz aufkochen, gleich den Ingwer zugeben und abkühlen lassen.

Gemischt mit Soda = leichter Sommerdrink

Gemischt mit 70 °C heißem Wasser = wärmender Tee

Gemischt mit Congee* = Frühstück

Nährwerte pro Portion

Energie	49 kcal	Kohlenhydrate	11,2 g
Eiweiß	0,226 g	Ballaststoffe	1,3 g
Vitamin A	0,005 mg	Vitamin B$_6$	0,033 mg
Vitamin C	7,9 mg	Vitamin D	0,0 mg
Vitamin E	0,311 mg	Cholesterin	0,0 mg
Mehrfach ungesättigte Fettsäuren 0,13 g			

Information

Congee: Eine Schleimsuppe aus gekochtem Reis und Wasser, die als Basis für zahlreiche Gerichte dient. In China ist Congee speziell als Frühstück beliebt.

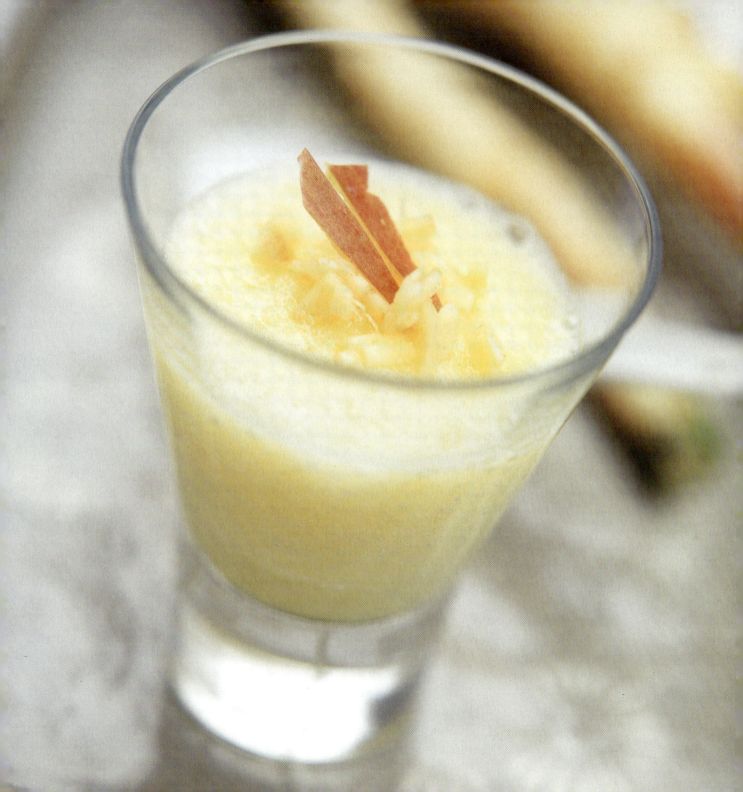

Kürbis

hilft der Prostata

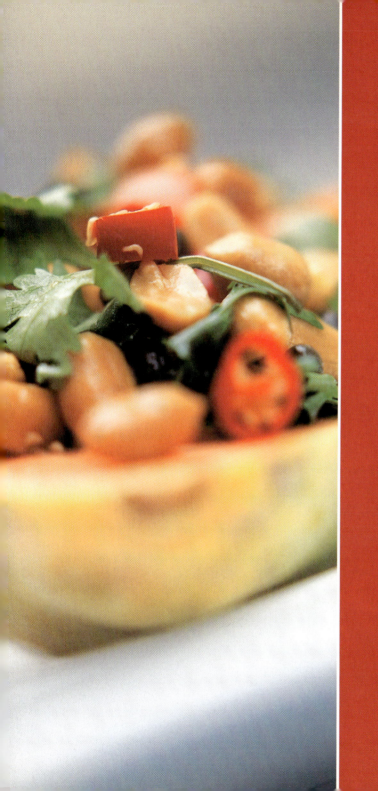
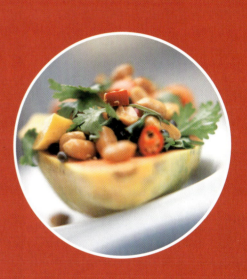

Deine Nahrung soll Heilmittel, dein Heilmittel soll Nahrung sein! *(Hippokrates, 460 – 375 v. Chr.)*

Schon Karl der Große wünschte Anfang des 9. Jahrhunderts den Anbau von Kürbis auf den kaiserlichen Krongütern. Er wurde bereits damals als Süßspeise und wegen seiner medizinischen Wirkungen geschätzt. Dabei kommt der in Mitteleuropa am häufigsten verwendete Gartenkürbis aus Amerika und wurde bekanntlich 1492 von Christoph Kolumbus erstmals nach Europa gebracht.

Der Kürbis zählt, wie die Gurke und Tomate, botanisch zu den Beeren. Er galt lange Zeit als »Arme-Leute-Essen« und wurde sogar als Viehfutter verwendet. Seit einigen Jahren erlebt er eine Renaissance in guten Restaurants.

Aus den Samen, die ca. 55 % Öl enthalten, wird Kürbiskernöl gepresst, das viele mehrfach ungesättigte Fettsäuren und viele wertvolle Vitamine (A, B_1, B_2, B_6 und E), sowie das krebshemmende Spurenelement Selen enthält. Besonders die Kerne sind reichhaltig an Vitamin E, Eisen, Kalzium, Selen und Zink, und enthalten eine Vielzahl an wichtigen Substanzen, wie z. B. wasserlösliche Wirkstoffe, im speziellen Lignane, die positiv auf Blase und Prostata wirken.

Prostatahypertrophie

Die Vorsteherdrüse (Prostata) ist eine etwa kastaniengroße Drüse, die sich zwischen Harnblase und dem Beckenboden befindet und die Harnröhre umschließt. Bei jedem zweiten Mann zwischen 40 und 60 Jahren kann bereits eine Veränderung der Prostatadrüse beobachtet werden.

Durch die vergrößerte Prostata und eine damit verbundene Einengung der Harnröhre kann es zu folgenden Symptomen kommen: Abgeschwächter Harnstrahl, Nachtträufeln, häufiges nächtliches Wasserlassen, das Gefühl der unvollständigen Blasenentleerung und ein verzögerter Beginn des Harnlassens. Eine unmittelbare Beziehung zur Größe der Prostata und den beschriebenen Beschwerden besteht allerdings nicht. Auch mit einer relativ großen Prostatadrüse werden manchmal überhaupt keine Beschwerden geäußert, umgekehrt kann manchmal schon eine geringe Vergrößerung der Prostata erhebliche Beschwerden verursachen.

Bei den Veränderungen der Prostata unterscheidet man zwischen der gutartigen Prostatahyperplasie bzw. dem Prostataadenom und dem bösartigen Prostatakarzinom. Die Ursachen für die Entstehung dieser Erkrankung sind noch weitgehend ungeklärt. Eine Früherkennung von Veränderungen der Vorsteherdrüse ist möglich.

Dafür sollte sich jeder Mann etwa ab dem 40. Lebensjahr einmal jährlich die Prostata bei einem Urologen untersuchen lassen.

Durch mehrfache wissenschaftliche Bestätigung weiß man heute, dass die Ernährung bei der Krankheitsentstehung eine große Rolle spielt. So sind Fette allgemein, im speziellen aber tierischer Herkunft, als ein Risikofaktor für die Entstehung des Prostatakarzinoms anzusehen. Vegetarisches Essen bringt dagegen eine Risikoverminderung.

Der heilsame Tipp

Ausnahmen bestätigen die Regel: Verwenden Sie Olivenöl!

Vitamin E

Vitamin E, in seiner aktivsten Form das alpha-Tocopherol, gehört zu den fettlöslichen Vitaminen und wird ausschließlich von Pflanzen synthetisiert.

Durch im Körper ständig ablaufende Stoffwechselprozesse (Oxidation) und durch Umweltschadstoffe entstehen im Organismus andauernd freie Radikale. Darunter versteht man sehr aggressive Moleküle, die unter anderem auch Schäden an der Erbsubstanz verursachen können und dadurch an der Entstehung von Krebszellen beteiligt sind.

Dagegen verfügt der Körper über diverse Schutz- und Reparaturmechanismen. Hier spielt das Vitamin E als Antioxidans zum Schutz der Zellen eine zentrale Rolle.

Der heilsame Tipp

Vermeiden sollte man den gleichzeitigen Verzehr von Vitamin E und mehrfach ungesättigten Fettsäuren, da bekannt ist, dass mehrfach ungesättigte Fettsäuren die Aufnahme von Vitamin E hemmen.

Zutaten	Inhaltsstoffe
Tomaten	Lycopin
Papaya, Grapefruit	Lycopin, Vitamin C, Glucosinolate
roter Paprika	Vitamin C, Glucosinolate, Lycopin, Capsaicin
Chilischoten, rote Pfefferoni	Capsaicin
Sojaprodukte	Vitamin E, Kalzium, Eisen, Phytohormone, Ballaststoffe
Erdnussöl, Sesamöl, Mais, Bohnen, Spargel, Palmöl, Rapsöl, Traubenkernöl, Weizenkeimöl, Sonnenblumenkernöl, Olivenöl, Haselnuss, Mandeln, Sonnenblumenkerne	Vitamin E
Brokkoli, Kohl, Rosenkohl (Kohlsprossen), Blumenkohl (Karfiol), Zitronen, Erdbeeren, Preiselbeeren, Schwarze Johannisbeeren, Kiwis	Vitamin C, Glucosinolate
alle Fleischsorten	Eisen
Milchprodukte insbesondere: Parmesan, Bergkäse, Emmentaler, Feta, Mozzarella	Zink, Kalzium
Brennnessel, Kresse, Rucola, Schnittlauch, getrocknete Feigen, Mohnsamen, Sesamsamen, Haselnüsse	Kalzium
Petersilie	Kalzium, Vitamin C, Glucosinolate
mageres Rindfleisch, Steinpilze, Paranuss, Aal, Austern, Flussbarsch, Tunfisch, Scholle, Niere, Flunder, Forelle, Nordseegarnele, Hering, Hummer, Karpfen, Lachs, Miesmuschel, Makrele, Goldbarsch, Sardine	Selen
Leber	Zink Selen
Austern, Weizenkeime, Kürbiskerne	Zink
Leinsamen	Phytohormone, Kalzium
(Rot-)Klee, Alfalfa, Vollkornprodukte, Flachssamen, Obst, Gemüse, Roggen, Hülsenfrüchte (z. B. Kichererbsen, Linsen, diverse Bohnensorten, Erbsen), alle Sorten von Sprossen, Hirse und Früchten	Phytohormone
Möglicherweise hilfreich sind: Ginseng und Ingwer	

Welche Zutaten können helfen?

Kalzium

Warum dieses silberweißliche weiche Erdalkalimetall schützend vor der Entstehung von Prostatakarzinomzellen wirkt ist bis heute nicht genau geklärt. Man weiß, dass Kalzium an vielen Stoffwechselprozessen beteiligt ist und entdeckte bei Untersuchungen seine anti-kanzerogene Wirkung.

Eisen

Eisen gehört zu der Gruppe der Spurenelemente und ist von diesen im Körper das häufigste. Als Bestandteil vieler Enzyme kann es, laut den Ergebnissen einer Studie, das Risiko an einem Prostatakarzinom zu erkranken, durch Unterdrückung der Entstehung von freien Radikalen, senken.

Vitamin C

Es ist für den Menschen lebensnotwendig und kann vom Körper selbst nicht hergestellt werden. Nicht verbrauchte Mengen an Vitamin C können vom Körper nicht gespeichert werden und werden somit sofort wieder ausgeschieden. Über die notwendige oder sinnvolle tägliche Zufuhr von Vitamin C gibt es sehr gegensätzliche Meinungen.

Vitamin C übernimmt wichtige Funktionen bei der Regulierung des Abwehrsystems und agiert durch die Hemmung der krebserregenden Nitrosamine bzw. anderer schädlicher Stoffe, als Radikalfänger. Deswegen ist Vitamin C eines der wichtigsten Antioxidantien des menschlichen Körpers.

Zusätzlich trägt Vitamin C zur bessern Verwertung von Eisen bei (empfohlen Tagesdosis 100 mg).

Selen

Eine große Studie ergab, dass die tägliche Einnahme von 200 µg Selen die Neuentstehungsrate des Prostatakarzinoms entscheidend verringern konnte.

Selen ist ein für den Menschen unverzichtbares Spurenelement, das als Bestandteil des Enzyms Glutathion-Peroxidase eine wichtige Rolle bei der Bekämpfung freier Radikale spielt.

Die Hauptfunktion von Selen ist es, die körpereigenen Zellen vor schädlichen Belastungen und giftigen Einwirkungen zu schützen. Selen wird an Eiweiß gebunden und ist deswegen besonders reichlich in sehr eiweißhaltigen Lebensmitteln vorhanden.

Glutathion

Glutathion ist besonders in frischem Fleisch, Früchten und Gemüse enthalten. Es wirkt entgiftend und vermindert so die Entstehung der gefährlichen freien Radikale. Für weitere Details zu Glutathion lesen sie im Kapitel »Chronische Müdigkeit« nach.

Lycopin

Lycopin findet man vor allem in der roten Tomate. Lycopin reduziert das Wachstum von Prostatakarzinomzellen und unterstützt das Immunsystem bei der Bekämpfung freier Radikale.

Glucosinolate

Einer der häufigsten Vertreter der Glucosinolate ist das Sulforaphan, welches in großen Mengen z. B. in Brokkoli enthalten ist.

Glucosinolate hemmen nachweislich die Entstehung und das Wachstum von Tumorzellen. Zusätzlich verursachen sie den Tod von Krebszellen und verhindern damit das Fortschreiten der Erkrankung.

Phytohormone

Die bekannteste Gruppe der Pflanzenhormone sind die Isoflavone. Pflanzliche Hormone sind Substanzen, die in Wirkung und Struktur, den menschlichen Hormonen sehr ähnlich sind. Besonders reichlich vorhanden sind Phytohormone in allen Sojaprodukten und im Rotklee. Zahlreiche Studien zeigen eine deutlich niedrigere Neuentstehungsrate des Prostatakarzinoms in asiatischen Ländern. Ausschlaggebend dafür dürfte wohl, ein im Vergleich zu den Mitteleuropäischen Ländern, wesentlich höherer Konsum von Sojaprodukten sein.

Zink

Zink wirkt über den Schutzmechanismus eines Radikalfängers und hilft so die Entstehung des Prostatakarzinoms zu verhindern.

Der heilsame Tipp

Gekochte Tomaten sind empfehlenswerter als rohe, da das Lycopin beim Kochvorgang erst richtig freigesetzt wird.

Capsaicin

Capsaicin ist der bekannte Inhaltsstoff der Chillischoten. Capsaicin hemmt ein für Krebszellen wichtiges Enzym und wirkt somit der Entstehung und dem Wachstum von bösartigen Zellen entgegen.

Curry (Curcumin)

Bei dem so bekannten Gewürz der indischen Küche ist man sich über den Wirkmechanismus noch nicht ganz im Klaren. Aus Untersuchungen geht jedoch hervor, dass Curry das Wachstum von Prostatakrebszellen hemmt und gleichzeitig deren Untergang fördert.

Der heilsame Tipp

Ginseng und Ingwer hemmen das Wachstum von Prostatakarzinomzellen.

Zum Konsum von Vitamin A bzw. dessen Vorstufen wird in der Literatur viel Unterschiedliches berichtet. Zur genaueren Abklärung von Wirksamkeit und Risiko werden zukünftig noch einige Untersuchungen notwendig sein.

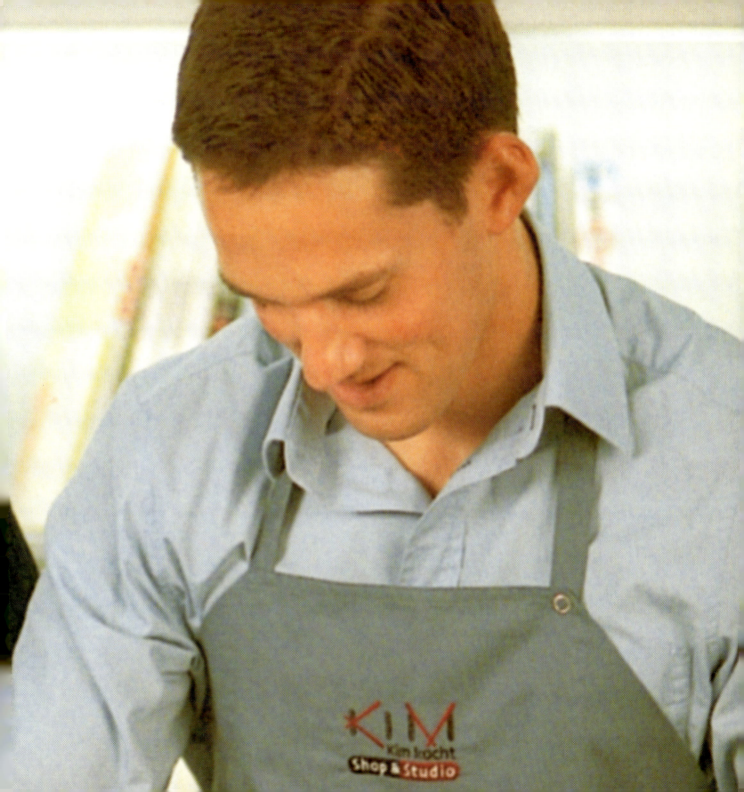

Zubereitungszeit

15 Minuten

Zutaten für 4 Portionen

2 Mangos

2 Papayas

1 Bund Koriander

150 g geröstete Cocktail-Erdnüsse

oder 150 g geröstete Kürbiskerne

2 EL Sardinensoße (Fischsoße)

1 frische rote Chilischote

1 Limette

Mango-Papaya-Salat mit Sardinensoße

Zubereitung

Mangos schälen und kleinwürfelig schneiden.

Papayas gut waschen, halbieren, entkernen, das Fruchtfleisch vorsichtig mit einem Ausstecher herausstechen und darauf achten, dass die Schale nicht verletzt wird, da diese zum Servieren verwendet wird.

Mangos und Papayas in eine Schüssel geben. Korianderblätter mit den Stielen klein schneiden und dazugeben. Erdnüsse oder Kürbiskerne im Cutter hacken oder mit dem Mörser klein zerstoßen und darunter mischen. Sardinensoße zufügen. Die Chilischote (evtl. entkernen) klein hacken, in die Schüssel geben und alles gut vermischen. Mit Limettensaft abschmecken.

Kims Tipps

Harte Mangos sollten für Salate, reife Mangos für Mango-Püree verwendet werden bzw. schmecken diese auch frisch gegessen sehr gut.

Reife Mangos erkennt man am fruchtigen Geruch und an der straffen Schale, die auf sanften Fingerdruck leicht nachgibt.

Nährwerte pro Portion

Energie	286 kcal	Kohlenhydrate	14,4 g
Eiweiß	11,1 g	Ballaststoffe	7,6 g
Vitamin A	0,364 mg	Vitamin B_6	0,283 mg
Vitamin C	90,0 mg	Vitamin D	0,0 mg
Vitamin E	4,5 mg	Cholesterin	3,7 mg
Mehrfach ungesättigte Fettsäuren 5,7 g			

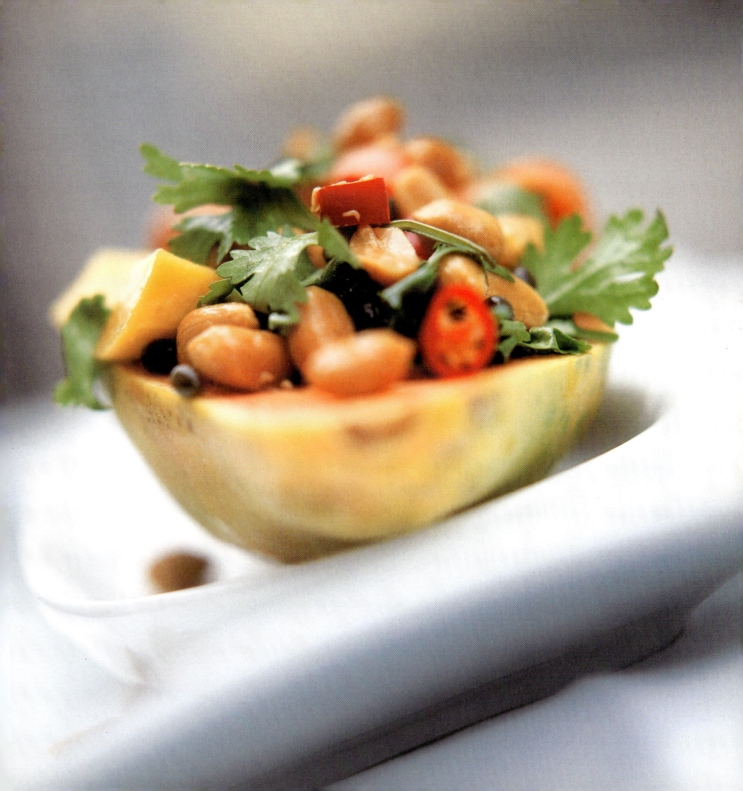

Zubereitungszeit
20 Minuten

Zutaten für 4 Portionen

400 g mitteldünne Reisnudeln

250 g Steinpilze

(auf saubere und wurmlose

Pilze achten!)

1 Schalotte

1 EL Sesamöl

3 EL Sonnenblumenöl

2 EL Sojasoße

1 EL Ahornsirup (oder evtl. 1 TL Zucker)

1 EL Fruchtessig (Himbeer, Erdbeer, etc.)

Salz, Pfeffer

Reisnudeln
mit sautierten Steinpilzen

Zubereitung

Wasser in einem Topf zum Kochen bringen und die Nudeln darin ca. 4 Minuten weich kochen, abseihen, mit kaltem Wasser abschrecken und mit 1 EL Sonnenblumenöl durchmischen.

Die Pilze sorgfältig putzen (wenn sie sehr schmutzig sind, evtl. mit Wasser, ansonsten nur mit einem Pinsel) und in 4 mm dicke Scheiben schneiden. Die kleinwürfelig geschnittene Schalotte in 1 EL Sesamöl und 2 EL Sonnenblumenöl goldbraun anschwitzen, Pilze, Sojasoße, Ahornsirup und Fruchtessig darunter mischen und ca. 1 Minute lang braten. Danach die Reisnudeln dazugeben, alles vermischen und weitere 2 Minuten kurz mitbraten, mit Salz und Pfeffer abschmecken.

Die Nudeln gleichmäßig auf den Tellern verteilen und evtl. mit Sesam oder Jungzwiebeln bestreuen.

Nährwerte pro Portion

Energie	468 kcal	Kohlenhydrate	81,1 g
Eiweiß	9,9 g	Ballaststoffe	6,2 g
Vitamin A	0,002 mg	Vitamin B_6	0,195 mg
Vitamin C	2,6 mg	Vitamin D	0,002 mg
Vitamin E	4,1 mg	Cholesterin	0,025 mg

Mehrfach ungesättigte Fettsäuren 6,5 g

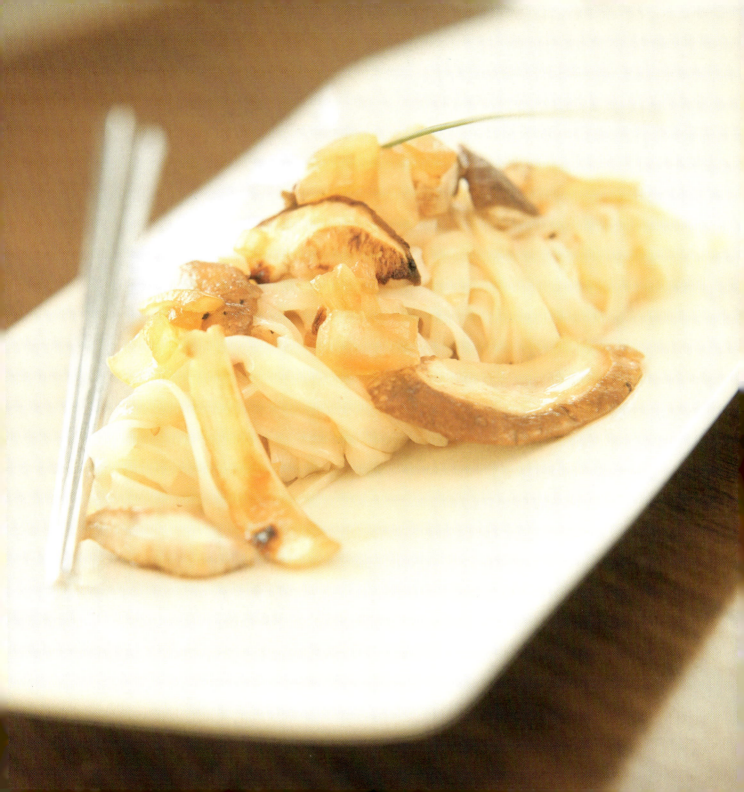

Zubereitungszeit

25 oder 35 Minuten
(je nachdem ob Ginsengtee oder
-wurzel verwendet wird)

inkl. Reis kochen 50 Minuten

Zutaten für 4 Portionen

200 g gekochter Sushi-Reis

2 Ginsengwurzeln

(oder 4 Pkg. Ginsengteepulver)

1/8 l Wasser (oder Hühnerbouillon)

1 TL Maiskeimöl

4 Um-Boshi-Pflaumen

10 geschälte gebratene Maroni

1 TL Berberitzen

2 EL Honig

1/2 TL Salz

Ginsengrisotto mit Ume-Boshi-Pflaumen und Maronistücken

Zubereitung

Sushi-Reis kochen und warm halten.

Ginsengwurzeln in dünne Scheiben schneiden oder Teepulver in 1/8 l heißem Wasser auflösen.

Maiskeimöl in einem Topf erhitzen, Ginsengscheiben darin anrösten oder Tee dazugeben. Wasser oder Hühnerbouillon dazugießen, Pflaumen, Maroni, Berberitzen und Honig dazugeben und alles 30 Minuten lang kochen lassen (wenn Ginsengtee verwendet wird, dann nur 20 Minuten). Mit Salz abschmecken. Den gekochten Reis darunter mischen und in Schüsseln servieren.

Nährwerte pro Portion

Energie	121 kcal	Kohlenhydrate	22,0 g
Eiweiß	2,1 g	Ballaststoffe	2,3 g
Vitamin A	0,015 mg	Vitamin B$_6$	0,055 mg
Vitamin C	18,5 mg	Vitamin D	0,0 mg
Vitamin E	0,805 mg	Cholesterin	0,013 mg

Mehrfach ungesättigte Fettsäuren 1,1 g

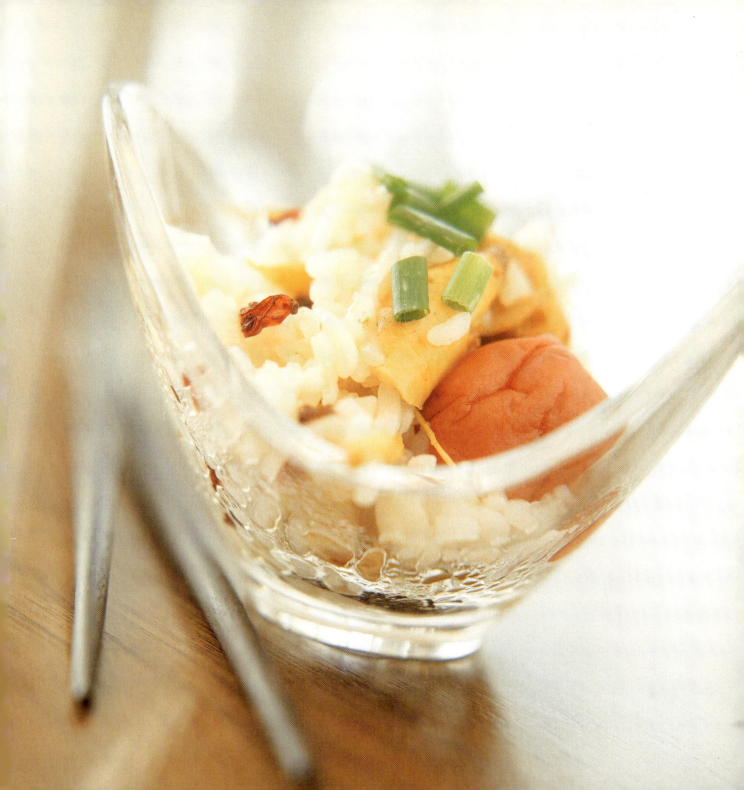

Lavendel

bei depressiven Verstimmungen

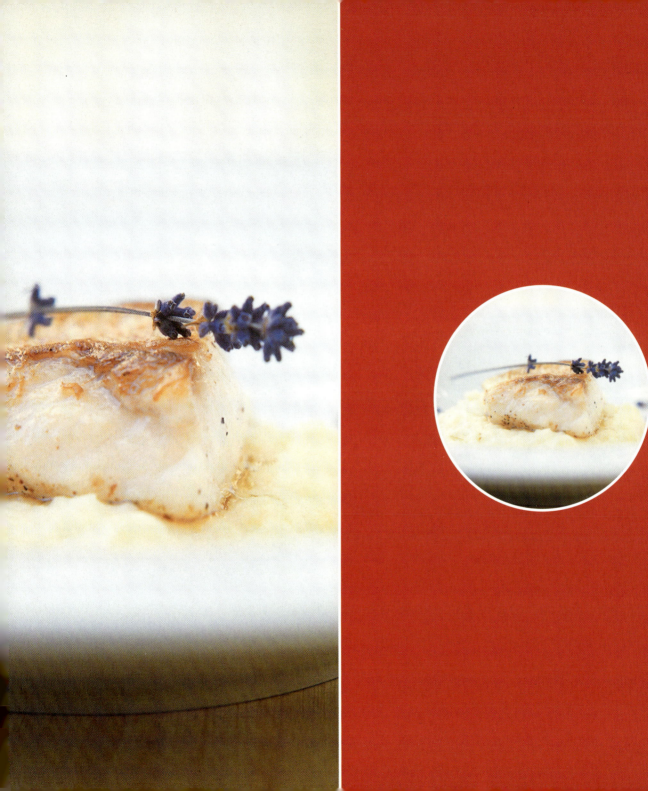

Lavendel –
ein altbekanntes Arzneimittel

Anfang des 20. Jahrhunderts wurden die erstaunlichen Eigenschaften des Lavendel durch die Mediziner Dr. R.M. Gattefossé und Dr. Jean Valnet eingehend untersucht und gewürdigt.

Gattefossé machte seine Erfahrung mit dem Öl, als er sich bei einem Laborversuch seine Hand erheblich verbrannte. Er tauchte sie in einen zufällig in der Nähe stehenden Behälter mit Lavendelöl. Der Schmerz ließ schnell nach, die Wunde verheilte in kurzer Zeit ohne Narbenbildung.

Valnet, Chirurg in der französischen Armee, behandelte – in Ermangelung pharmazeutischer Präparate – aufbauend auf den Erkenntnissen Gattefossés im Zweiten Weltkrieg unzählige Soldaten und Zivilisten mit schwersten Verbrennungen und anderen Kriegsverletzungen. In seinem Tagebuch hat er an hunderten von Fällen die vorzügliche Wirkung des Lavendelöles beschrieben.

Der Name Lavendel stammt vom lateinischen Wort »lavandula« und steht in Verbindung mit lavare (= waschen), da man Lavendel gerne dem Wasser für Waschungen beigemengt hat.

Bereits Perser, Griechen und Römer wussten über die vielseitige Wirkung des Lavendel Bescheid. Hildegard von Bingen zählte ihn zu den heilkräftigsten Pflanzen.

Paracelsus lobt den Lavendel als bewährtes »Nervinum« und entdeckt auch die positiven Wirkungen auf den Magen- und Darmbereich »bei innerlicher Gabe«.

Die ätherischen Öle in den Blüten haben eine beruhigende Wirkung. Auch krampflösende und antimikrobielle Eigenschaften sind belegt.

Gegen leichte Formen der Depression und als Stimmungsaufheller fand Lavendel schon im Altertum Verwendung.

Mit modernsten Analysemethoden wurden inzwischen über 160 Inhaltsstoffe nachgewiesen, die nur in ihrer Gesamtheit die erstaunliche Heilkraft des Lavendel hervorbringen.

Depression

Depressionen sind schon seit der Antike bekannt, gelten aber derzeit als Hauptursache von Selbstmorden. Die World Health Organisation (WHO) bezeichnet Depressionen als Hauptursache für Arbeitsausfälle und als die kommende häufigste Krankheit überhaupt.

Teilweise sind depressive Symptome durch Ernährungsfehler verursacht. Wir sollten daher ein besonderes Augenmerk auf unsere Nahrung richten, um depressive Symptome und deren negative Folgen zu verhindern.

Lavendel

Bereits in der Antike verwendeten Griechen, Perser und Römer Essenzen des Lavendelstrauches gegen Verstimmungen des Gemüts.

Die Pflanze – ursprünglich im westlichen Mittelmeerraum beheimatet – enthält eine Summe an ätherischen Ölen, Cumarin, Cineol, Gerbstoffe und Flavonoide (Farbstoffe). Die Blüten gelten als Hilfsmittel gegen Herbst- und Winterdepression.

Salbei und Melisse

Beide Gewürzpflanzen enthalten ätherische Öle, die ausgleichend und harmonisierend auf das Stimmungsverhalten (vegetatives Nervensystem) wirken. Dr. Andrew Scholey von der Northumbria Universität ist von den positiven Eigenschaften von Salbei und Melisse begeistert: Sie glätten Stimmungsschwankungen und beruhigen das Gemüt. Die British Psychological Society betont die Wirkung beider Kräuter als Begleitbehandlung bei Patienten mit Alzheimererkrankung.

Ginkgo bilboa

Eine Arbeit über Frauen mit Wechselbeschwerden zeigte, dass durch den Genuss dieser Wurzel Gedächtnisleistung verbessert und die allgemeine Stimmung aufgehellt werden kann.

Folsäure

Folsäure spielt eine wichtige Rolle zur Vermeidung von Depressionen. Die Psychiatrische Abteilung der Harvard Universität zeigte, dass Gemütsschwankungen bei Folsäuremangel als häufigstes Symptom auftreten. Bei ungefähr jeder dritten Person besteht neben einer Depression auch eine Blutarmut, die durch Folsäuremangel verursacht ist. Gleichzeitig ist die Wirkung von Medikamenten zur Behandlung der Depression besser, wenn Folsäure zugeführt wird. Offensichtlich geht ein Folsäuremangel mit einer Senkung des Botenstoffes Serotonin im Gehirn einher, was in Folge zu Depressionen führt.

L-Tryptophan

Diese Aminosäure brauchen wir, um daraus den im Gehirn wichtigen Botenstoff (Neurotransmitter) Serotonin zu bilden. Besteht ein Mangel an Serotonin, können depressive Symptome auftreten. Eine ausreichende Zufuhr ist entscheidend. Bei Mangel an L-Tryptophan können Antriebslosigkeit, Schlafstörungen, Ängste und Depressionen auftreten. Eine Studie bestätigt diese Ansicht: Wird L-Tryptophan 3-mal täglich mit 50 mg zugeführt, bessert sich die Stimmungslage binnen zwei Wochen. Wichtig ist aber auch eine ausreichende Zufuhr an Vitamin B_6 und Magnesium. Oft ist aber auch ein L-Tryptophanmangel mit Fettleibigkeit verbunden.

Mit Bananen, Erdbeeren, Ananas, Himbeeren oder Schokolade können Sie sich in hohen Dosen den Depressions-Hemmer L-Tryptophan zuführen.

Seit der Erfindung der Kochkunst
essen die Menschen doppelt so viel wie die Natur verlangt.

(Benjamin Franklin, 1706 – 1790, amerikanischer Politiker,
Schriftsteller und Naturwissenschaftler)

Zutaten	Inhaltsstoffe
Johanniskraut	Hypericin Ätherische Öle
Hühnereigelb Leber Weizenkeime Limabohnen Sojabohnen Petersilie (roh) Kohlsprossen Salbei	Folsäure
Melisse Lavendelblüten	ätherische Öle
Ginkgo biboa	Cumarin Cineol Gerbstoffe Flavonoide
Bananen Erdbeeren Ananas Himbeeren Schokolade	L-Tryptophan

**Welche Zutaten
können helfen?**

Zubereitungszeit

30 Minuten

Zutaten für 4 Portionen

1 kg mehlige Kartoffeln

1 Dose Kokosmilch

1 Prise Muskatnuss

Salz

2 Tropfen Lavendelöl

1 EL Olivenöl zum Braten

400 g Red Snapper (4 Filets à 100 g)

Salz

Red Snapper mit Lavendel-Püree

Zubereitung

Kartoffeln in einem Topf in Salzwasser weich kochen, schälen, durch die Kartoffelpresse drücken und in eine Schüssel geben. Die Kokosmilch erhitzen und mit Muskatnuss und Salz aufkochen lassen. Die Kokosmilch zu den gepressten Kartoffeln geben, 2 Tropfen Lavendelöl zufügen und das Ganze mit einem Schneebesen zu einem cremigen Püree schlagen.

Pfanne mit Olivenöl erhitzen und die gesalzenen Red Snapper beidseitig ca. 2 Minuten braten.

Püree und Fisch gleichmäßig auf die Teller aufteilen und servieren.

Nährwerte pro Portion

Energie	462 kcal	Kohlenhydrate	39,5 g
Eiweiß	25,5 g	Ballaststoffe	10,1 g
Vitamin A	0,013 mg	Vitamin B$_6$	1,0 mg
Vitamin C	45,5 mg	Vitamin D	0,0 mg
Vitamin E	2,3 mg	Cholesterin	72,0 mg
Mehrfach ungesättigte Fettsäuren 0,875 g			

Kims Tipp

Sollte kein Lavendelöl vorhanden sein, so kann auch Lavendeltee verwendet werden.

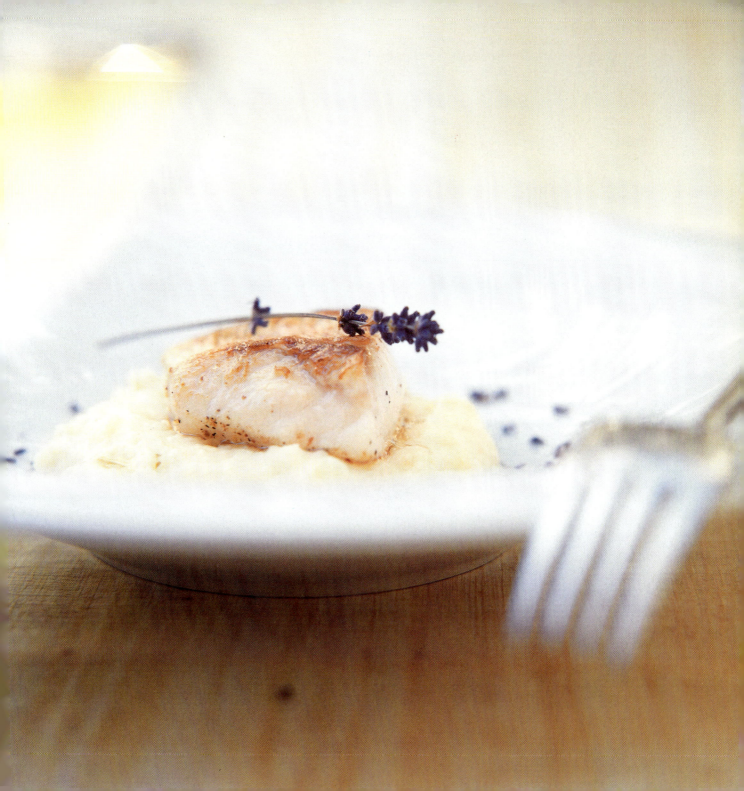

Zubereitungszeit

15 Minuten

Zutaten für 4 Portionen

4 kleine junge Fenchelknollen

Filetscheiben von 2 Orangen

200 g Tofu

1 Bund Salbei

2 EL Kartoffelstärke

2 EL Olivenöl

1 TL Rohrzucker

1/8 l Orangensaft

Muskatnuss

Salz

1 Prise Szechuan-Pfeffer

Frittierter Salbeitofu mit Fenchel-Orangen im Wok

Zubereitung

Fenchel waschen und halbieren, danach in 2 mm dünne Scheiben schneiden (fächerförmig). Orangen schälen, die weiße Haut wegschneiden und filetieren.

Tofu in 8 gleich große Scheiben schneiden. Auf beiden Seiten je ein Salbeiblatt andrücken und beidseitig in Kartoffelstärke wälzen.

Wokpfanne mit Olivenöl erhitzen, die geschnittenen Fenchelscheiben und Orangenfilets mit Zucker kurz und goldbraun anbraten, damit der Zucker karamellisiert. Mit Orangensaft, Muskatnuss, Salz, Szechuan-Pfeffer abschmecken und auf kleiner Flamme ziehen lassen.

Beschichtete Pfanne mit Olivenöl erhitzen, den Tofu beidseitig kurz anbraten und salzen.

Gemüse gleichmäßig auf Tellern verteilen und je zwei Scheiben Tofu darauf geben. Eventuell mit Jungzwiebeln garnieren.

Nährwerte pro Portion

Energie	167 kcal	Kohlenhydrate	19,6 g
Eiweiß	8,0 g	Ballaststoffe	4,8 g
Vitamin A	0,514 mg	Vitamin B$_6$	0,192 mg
Vitamin C	105,3 mg	Vitamin D	0,0 mg
Vitamin E	4,6 mg	Cholesterin	0,025 mg
Mehrfach ungesättigte Fettsäuren 2,0 g			

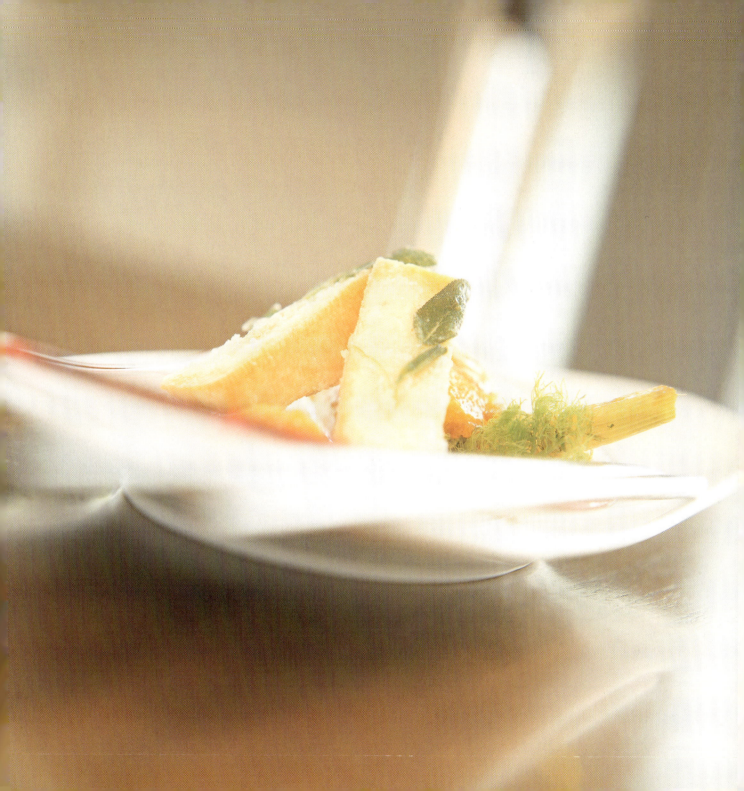

Zubereitungszeit

7 Minuten

Zutaten für 4 Portionen

4 Bund frische Zitronenmelisse

ca. 1 l Wasser

Melissen-Tee

Zubereitung

Zitronenmelisse waschen und gleichmäßig auf vier Gläser verteilen. Wasser kochen, zwei Minuten abkühlen lassen und in die Gläser gießen. Melissen-Tee 5 Minuten ziehen lassen.

Nährwerte pro Portion

Energie	4,2 kcal	Kohlenhydrate	0,5 g
Eiweiß	0,35 g	Ballaststoffe	0,3 g
Vitamin A	0,067 mg	Vitamin B_6	0,005 mg
Vitamin C	4,5 mg	Vitamin D	0,0 mg
Vitamin E	0,1 mg	Cholesterin	0,0 mg
Mehrfach ungesättigte Fettsäuren 0,045 g			

Kims Tipp

Im Sommer kann der Tee auch kalt serviert werden!

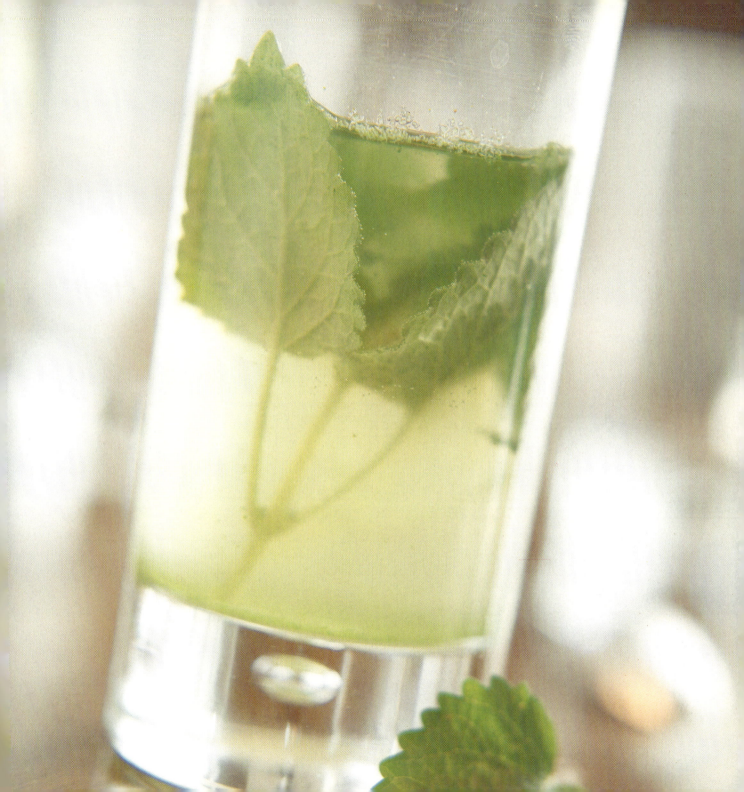

Frisches Obst und Gemüse

bei prämenstruellen Beschwerden

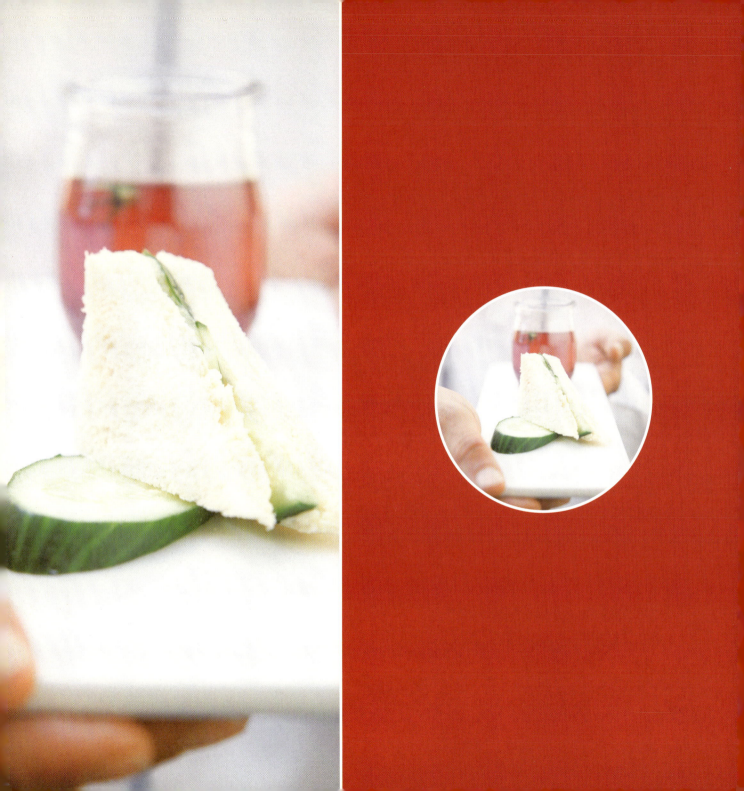

Kein Platz
für prämenstruelle Symptome!

Neben dem Charme der Landschaft und des Klimas ist die Provence der größte Obst-, Gemüse- und Kräuterlieferant in Frankreich. Das bunte Angebot bringt eine fast unerschöpfliche kulinarische Vielfalt der Gerichte mit sich. Nicht ohne Grund ist hier die größte Dichte an Spitzengastronomie vorhanden. Zahllose Dichter, Fotografen, Maler, Filmemacher, Promis und in Ihrem Schlepptau viele Touristen werden von Landschaft, Meer und kulinarischen Genüssen fasziniert und von ihrem Charme angezogen.

Die Gerichte der Provence bestechen durch Frische, das Obst ist bunt, knackig, vitaminreich und in Duftwolken eingehüllt. Die Liste der Prominenten ist endlos: Picasso, Kandinsky, Alma Mahler Werfel, Erika Mann, Brigitte Bardot, Ella Fitzgerald, ...

Das gesellschaftliche Leben vibriert. Hier ist kein Platz für prämenstruelle Symptome!

Früher wurde mit dem althochdeutschen Begriff *obez* (Zukost) alles bezeichnet, was außer Brot und Fleisch verzehrt wurde. Heute ist Obst ein Sammelbegriff für alle genießbaren Früchte und Samen von Bäumen und Sträuchern, die meist roh gegessen werden. Eine klare Trennung vom Gemüse ist nur schwer möglich, meist ist jedoch der Zuckergehalt beim Obst höher.

Es enthält besonders viele Vitamine, Ballaststoffe, Fruchtsäuren, Fruchtzucker, Mineralien, Gerbstoffe und Bioaktivstoffe. Diese – auch sekundäre Pflanzenstoffe genannt – sind vielfach in den Farben und Düften von Pflanzen und Früchten enthalten. Bisher wurden um die 10.000 Bioaktivstoffe entdeckt und in Gruppen eingeteilt, wobei jede Gruppe eine ganz spezielle Schutzfunktion hat. So kann Obst, aber auch Gemüse, gezielt für die Gesundheit und zur Vermeidung von Krankheiten als Zusatz zur ärztlichen Therapie eingesetzt werden.

Prämenstruelles Syndrom

Als Prämenstruelles Syndrom oder kurz PMS bezeichnen wir ein gestörtes Wohlbefinden, das bei Frauen kurz vor der Regelblutung auftritt (prä = vor, menstruell = zum Zeitpunkt der Regelblutung). Wahrscheinlich ist jede zweite bis vierte Frau betroffen.

Die Symptome sind vielgestaltig und reichen von Stimmungsschwankungen, Kopfschmerzen über Heißhunger bis zu depressiven Attacken. Der Grund liegt in den hormonellen Veränderungen, im Spiel der Östrogene und Gelbkörperhormone, das jedes Monat stattfindet. Die Beschwerden können so stark sein, dass diese Frauen das halbe Monat davon beeinträchtigt sind. Es ist daher von entscheidender Bedeutung, diesen Frauen Hilfe anzubieten.

Ein wichtiger vorbeugender Schritt ist eine Änderung des Lebensstils in der Form, dass auslösende Lebensmittel gemieden werden sollen: ein Überangebot von Kaffee, Alkohol und Fast-Food-Produkten. Eine ausgewogene Ernährung mit ausreichend Spurenelementen und Vitaminen (frisches Obst und Gemüse) ist wichtig.

Vermeiden Sie auch ein Überangebot an raffiniertem Zucker (weißer Zucker) und Mehl sowie allzu salzhaltige Speisen, da dies zu Wassereinlagerungen (Ödemen) führen kann.

Eine weitere Möglichkeit diese Beschwerden zu bessern, ist ausreichend Bewegung: Zumindest dreimal pro Woche mindestens 40 Minuten.

Magnesium

Dieses wichtige Spurenelement trägt dazu bei, Stresssituationen besser zu bewältigen. Ein Mangel kann Ursache von Schlafstörungen, psychischer Unruhe, aber auch von einem Prämenstruellen Syndrom sein. Die Bestimmung im Blut kann sehr einfach durchgeführt werden. Achten Sie auf ausreichend Magnesiumzufuhr!

Vitamin B6

Dieses Vitamin kann vor allem bei längerer Einnahme die psychische Situation positiv regulieren. Durch Nahrungsmittel, die reich an Vitamin B6 sind, beugen Sie psychischer Labilität vor.

L-Tryptophan

So wie bei depressiven Verstimmungen kann diese Vorstufe des Botenstoffes Serotonin, der im Gehirn benötigt wird, auch beim Prämenstruellen Syndrom helfen.

Lein- und Sesamöl

Verhindern die negativen Auswirkungen von Balancestörungen im hormonellen Wettstreit am Ende des Zyklus zwischen Östrogenen und Gelbkörperhormonen.

Der heilsame Tipp

Der Magnesiumverlust – vor allem bei körperlicher Belastung und bei Hitze – ist sehr schwer alleine über die Nahrung zu ersetzen. Wir empfehlen daher bei erhöhtem Bedarf in diesen Situationen Magnesium mit Kapseln, Tabletten oder Trinkzubereitungen zuzuführen. Wichtig ist, dass Magnesium nicht gleichzeitig zum Essen eingenommen wird, da es sonst zu Durchfällen kommen kann.

Zutaten	Inhaltsstoffe
Nachtkerzenöl	Magnesium
Hagebutten	
Ingwer	
Limabohnen	
Sojabohnen	
Sojafleisch	
Mohn	
Sesamsamen	
Sonnenblumenkerne	
Kakaopulver	
Avocados	Vitamin B_6
Bananen	
Brokkoli	
Kartoffeln	
Karotten	
Rosenkohl (Kohlsprossen)	
weiße Bohnen	
Sojabohnen	
Kichererbsen	
Hering	
Makrelen	
Tintenfisch	
Lachs	
Leber	
Sesam	
Walnüsse	
Sonnenblumenkerne	
Erdnüsse	
Leinöl	
Sesamöl	
Bananen	L-Trytophan
Erdbeeren	
Ananas	
Himbeeren	
Schokolade	

**Welche Zutaten
können helfen?**

Zubereitungszeit

30 Minuten

Zutaten für 4 Portionen

200 g gekochter Sushi-Reis

100 g Gomasio (Sesamsalz) –
wird mit dem Reis mitgekocht

4 Nori-Blätter (Maki-Seetang)

1 EL Sojasoße

1/2 TL Sesamöl

1 Bund Jungzwiebeln

1/2 Knoblauchzehe, fein gehackt

Chili

Sesamrisotto mit Seetangsalat

Zubereitung

Gekochten Sushi-Reis mit Gomasio herstellen und warm halten.

Seetangblätter kurz anbraten (ohne Öl), mit der Hand zerbröseln und in eine Schüssel geben. Sojasoße und Sesamöl zu den Seetangbröseln dazumischen, sodass eine weiche grün-schwarze Masse entsteht. Restliche Zutaten, wie klein gehackte Jungzwiebeln und Knoblauch, darunter mischen. Den Reis und Seetangsalat auf Teller geben und mit Chili garnieren.

Nährwerte pro Portion

Energie	228 kcal	Kohlenhydrate	17,5 g
Eiweiß	6,2 g	Ballaststoffe	3,9 g
Vitamin A	0,075 mg	Vitamin B_6	0,149 mg
Vitamin C	7,6 mg	Vitamin D	0,0 mg
Vitamin E	1,1 mg	Cholesterin	0,008 mg
Mehrfach ungesättigte Fettsäuren 6,3 g			

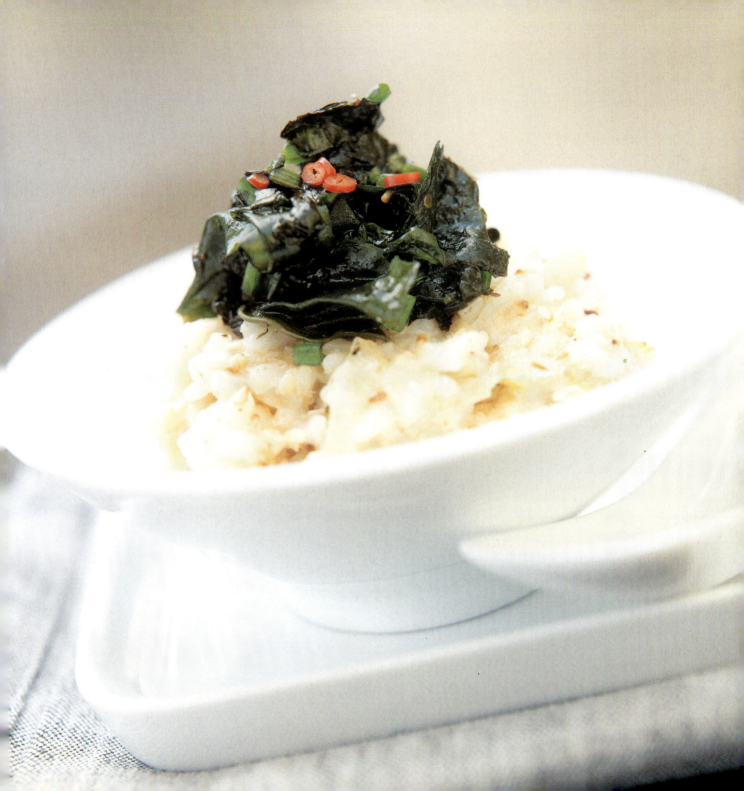

Hagebutten-Tee mit Gurkensandwich

Zubereitungszeit

20 Minuten

Zutaten für 4 Portionen

10 Hagebuttenblüten
bzw. getrocknete aus Teebeuteln

ca. 1 l Wasser

2 Tramezzini-Scheiben

Butter

1/4 Salatgurke

Salz

Zubereitung

Hagebuttenblüten gleichmäßig in vier Gläsern verteilen. Wasser kochen, zwei Minuten abkühlen lassen, in die Gläser gießen und 5 Minuten ziehen lassen.

Eine Tramezzini-Scheibe mit etwas Butter bestreichen. Gurke gerade/ungerade schälen, halbieren, entkernen und in 2 mm dünne Scheiben schneiden. Gurkenscheiben auf die bebutterte Tramezzini-Scheibe legen, salzen und die andere Tramezzini-Scheibe darauf geben. In ein feuchtes Tuch legen und mit einem Gegenstand ca. 10 Minuten beschweren. Tramezzini diagonal in vier gleiche Teile schneiden und jeweils mit einem Glas Tee servieren.

Kims Tipp

Besser im Geschmack sind Gurken, wenn man sie gerade/ungerade schält, d. h. man zieht der Länge nach nur dünne Streifen ab und lässt etwas Schale zurück (siehe Fotos). Wird die Gurke ganz geschält, verliert sie an Geschmack.

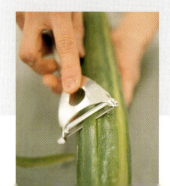 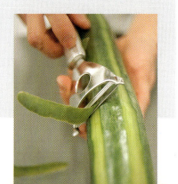

Nährwerte pro Portion

Energie	52 kcal	Kohlenhydrate	7,9 g
Eiweiß	1,3 g	Ballaststoffe	0,607 g
Vitamin A	0,027 mg	Vitamin B$_6$	0,02 mg
Vitamin C	32,0 mg	Vitamin D	0,0 mg
Vitamin E	0,155 mg	Cholesterin	3,0 mg

Mehrfach ungesättigte Fettsäuren 0,194 g

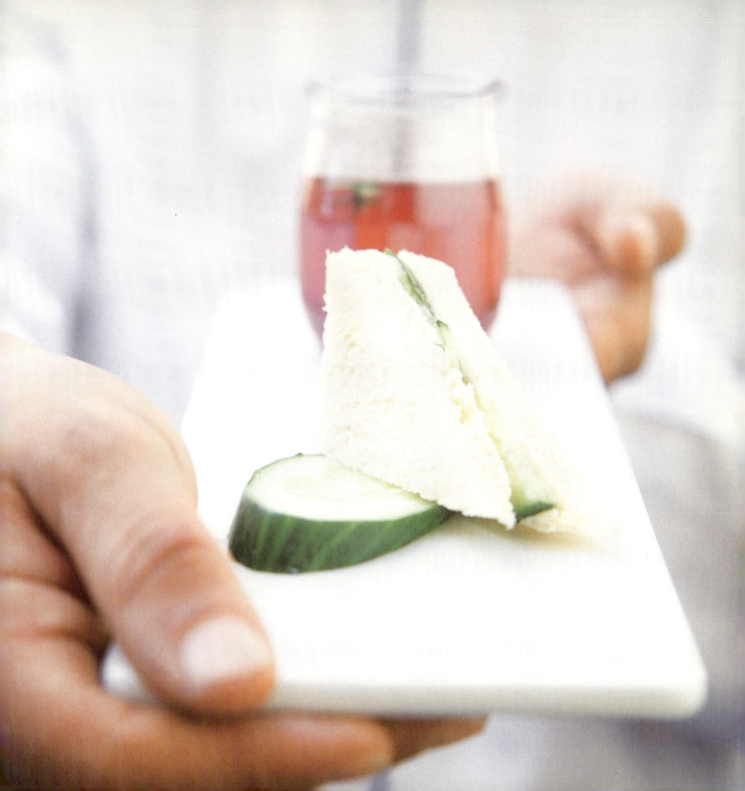

Die Natur

hilft bei Wechselbeschwerden

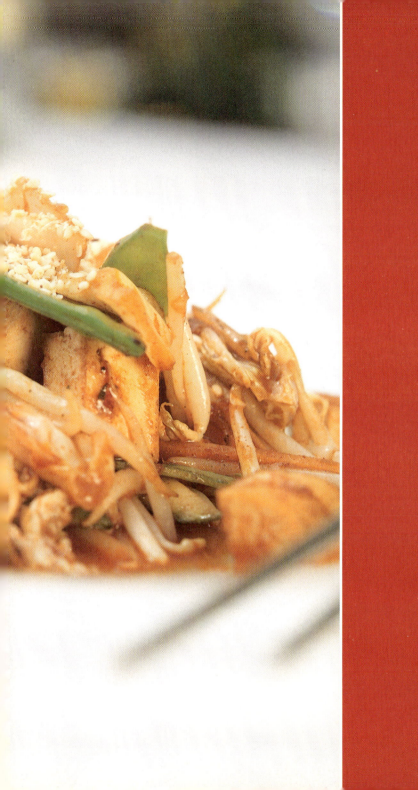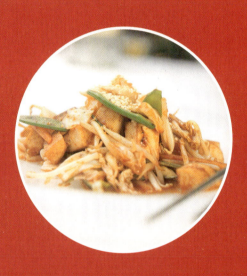

Götterfrucht Granatapfel –
mehr als ein Fruchtbarkeitssymbol!

Die Homepage »go longlife! – Ab 50 erst jung!« wirbt mit verschiedenen Genüssen, die zur Steigerung der Erotik beitragen können. Darunter ein Rindsfilet mit Granatapfel-Chutney und Sternanissoße »Sehnsucht aus 1001 Nacht«.

Dies verwundert nicht, denn Granatäpfel sind schon seit dem Mittelalter als Fruchtbarkeitssymbol bekannt. Die Früchte wurden traditionell bei Hochzeiten dem Brautpaar vor die Füße geworfen, damit die Früchte aufplatzten und die Samen heraustraten. Im alten Rom versprachen sich junge verheiratete Frauen vom Granatapfel Mutterfreuden und promenierten mit kleinen Kränzen aus dessen Zweigen durch die Straßen der antiken Metropole.

Obwohl die erotisierende Wirkung des Granatapfels wissenschaftlich nicht erwiesen ist, könnten doch die enthaltenen Isoflavone geschlechtshormonartige Effekte erzielen. Dies ist auch der Grund, warum der Genuss dieser »Götterfrucht« in den Wechseljahren – wenn die Hormone des Eierstocks absinken – helfen kann.

Nach den in letzter Zeit so häufig diskutierten und sehr kritisch interpretierten Ergebnissen der Studien zur Hormonersatztherapie sind die Pflanzenhormone (Phytohormone) eine sehr willkommene Alternative für die Frau mit Wechselbeschwerden. Obwohl Phytohormone mit Sicherheit nicht immer die Therapie der ersten Wahl darstellen, so finden die Hormone auf rein pflanzlicher Basis jedoch großen Gefallen.

Phytohormone sind sekundäre Pflanzeninhaltsstoffe, die in der Natur vorkommen und eine pharmakologische Wirkung ausüben. Deren häufigste Vertreter sind die Isoflavone, welche besonders in Soja, Rotklee, Granatapfel oder Hopfen vertreten sind. Isoflavone, allen voran das Genistein, sind Moleküle, die durch ihre Östrogen-ähnlichen Wirkungen eine Linderung klimaterischer Beschwerden bringen können. Durch verschiedene pharmakologische Wirkmechanismen können Pflanzenhormone nicht nur Wechselbeschwerden verbessern, sondern auch vor »Alterskrankheiten« wie Krebs oder Osteoporose schützen. Studien beweisen, dass die Frequenz und die Intensität von Wechselbeschwerden wie Hitzewallungen und Schweißausbrüchen durch die Einnahme von Phytohormonen verringert werden kann.

Wechseljahre – Wechselbeschwerden

Die Wechseljahre (Klimakterium) sind eine natürliche Übergangsphase im Leben der Frau. Sie finden in den meisten Fällen zwischen dem 45. und 55. Lebensjahr statt und trennen zwei Lebensabschnitte voneinander. Die fruchtbare Phase und die Zeit, in der keine Fortpflanzung mehr möglich ist. Während dieser Umstellungsphase treten aufgrund eines Hormonmangels bei rund 80 Prozent der Frauen Beschwerden auf. Diese äußern sich meist als Hitzewallungen, Schweißausbrüche, Antriebsarmut, Vergesslichkeit, Konzentrationsschwäche, depressive Verstimmung, Nervosität, Unruhe, erhöhte Reizbarkeit, Herzjagen, Schlafstörungen, Harnverlust und Lustlosigkeit. Die hormonellen Veränderungen beginnen mit einem Abfall des Gestagenspiegels, worauf nach einiger Zeit auch das Hormon Östrogen zu sinken beginnt. Schließlich stellt der Körper die Hormonproduktion ganz ein.

Bei jeder dritten Frau sind die durch den Hormonmangel verursachten Beschwerden und die Verminderung der Lebensqualität so groß, dass sie behandelt werden müssen.

Bis Anfang des letzten Jahrhunderts waren Wechselbeschwerden wegen der geringen Lebenserwartung kaum bekannt. Durch den medizinischen Fortschritt verlängerte sich die Lebenserwartung der Menschen, so dass die Frauen heute im Durchschnitt 30 Jahre mit verminderter körpereigener Hormonproduktion leben.

Bekannt ist, dass Frauen in Asien kaum unter Beschwerden der Wechseljahre leiden. Das kann einerseits an gesellschaftlichen und kulturellen Unterschieden liegen, andererseits möglicherweise an der für asiatische Länder typischen sojareichen Ernährung. Soja zählt in diesen Ländern zu den Hauptnahrungsmitteln. Mittlerweile kennt man die östrogenartige Wirkung von Soja und erklärt sich so die niedrigere Anzahl von Frauen mit Wechselbeschwerden. Zu bedenken gilt jedoch, dass sich asiatische Frauen bereits seit ihrer Kindheit mit Sojaprodukten ernähren und dadurch frühzeitig vorbeugen.

Alfalfa

Alfalfa ist eine der ältesten bekannten Pflanzen, deren Wurzeln eine Tiefe von bis zu 40 m erreichen können. Sie wurde bereits vor einigen tausend Jahren von den Arabern zu ernährungsmedizinischen Zwecken genutzt. Alfalfa enthält neben den Phytohormonen noch Vitamine, Mineralstoffe, Proteine und wichtige Enzyme.

Zusätzlich zur Linderung von Wechselbeschwerden reguliert Alfalfa den Säure-Basen-Haushalt (entgiftet Leber), hilft bei Darmverstimmungen, Blutarmut, Diabetes, Geschwüren, Arthritis und gegen Pilzbefall.

Traubensilberkerze

Die Traubensilberkerze, Cimicifuga racemosa, gehört zur Familie der Hahnenfußgewächse (Ranunculaceae). Die Traubensilberkerze ist eine bis zu 2 m hoch wachsende Staude mit aufrechtem Stängel und kleinen weißlichen Blüten.

Sie wurde schon vor vielen Jahren bei den »Native Americans« verwendet und dann später in Europa eingeführt. Medizinisch verwendbar ist der nach der Fruchtreife gesammelte Wurzelstock mit den

Ist er Koch oder Arzt?
Ist dies eine Apotheke oder ein Restaurant?
Fisch, Fleisch, Gemüse, Frühlingszwiebel und Porree:
Köstliche Gerichte verbannen Tabletten und Pillen,
Nahrhafte Speisen sind das Mittel gegen alle Leiden.

(Chinesisches Gedicht, Herkunft unbekannt)

Zutaten	Inhaltsstoffe
Granatapfel	Phytohormone
(Rot-)Klee	
alle Sojaprodukte (z. B. Tofu, Tempeh, Miso, grüne Sojabohne und Sojamilch)	
Alfalfa	
Hülsenfrüchte (z. B. Kichererbsen, Linsen, diverse Bohnensorten, Erbsen)	
Samen (Flachs- und Leinsamen)	
Vollkornprodukte	
Hirse	
alle Sorten von Sprossen	

Welche Zutaten können helfen?

Wurzeln. Der Traubensilberkerzen-Wurzelstock enthält eine harzartige Substanz, das Cimicifugin und eine Bitterstofffraktion, das Racemosin. Als wirksame Inhaltsstoffe werden die Triterpenglykoside, Actein und Cimifugosid, Phenolcarbonsäuren und Flavonoide beschrieben.

Traubensilberkerzenextrakte zeigen sowohl östrogenartige als auch anti-östrogene Effekte. So können günstige Wirkungen auf psycho-vegetative Beschwerden wie Hitzewallungen, Reizbarkeit und Schlafstörungen, auf die urogenitale Schleimhaut und die Knochendichte auftreten. Es kommt dabei zu keinen unerwünschten Effekten auf Gebärmutter oder Brustgewebe. Eine Linderung der Beschwerden stellt sich nicht sofort, sondern erst allmählich, nach einer Anwendung von etwa 2 bis 4 Wochen, ein.

Ginseng

Ginseng, Panax ginseng, gehört zur Familie der Efeugewächse (Aaliaceae) und wird in der fernöstlichen Medizin schon seit Jahrhunderten beschrieben.

Der Ginseng ist eine bis zu 80 cm hoch wachsende Pflanze mit kahlem Stängel und langgestielten, fünfzählig gefingerten Blättern. Die Wurzel hat die Form einer menschlichen Gestalt.

Medizinisch verwendet werden die getrockneten Wurzeln der 4 bis 7 Jahre alten Pflanzen. Je nach Bearbeitung unterscheidet man zwei Sorten. Den weißen Ginseng, welcher geschält, gebleicht und dann getrocknet wird und den roten Ginseng, bei dem die frisch geerntete Wurzel mit Wasserdampf behandelt und anschließend getrocknet wird. Nach dem Herkunftsland werden die Sorten in chinesischen, koreanischen oder japanischen Ginseng eingeteilt, wobei dem koreanischen die größte Bedeutung zukommt. Der amerikanische Ginseng stammt von der Pflanze Panax quinquefolius. Der Ginseng wird schon seit Jahrtausenden in der chinesischen Medizin als adaptogenes Mittel, d. h. durch die Anwendung sollen die Anpassungsfähigkeit und Abwehrkräfte des Organismus verbessert sowie die körperliche und geistige Leistungsfähigkeit gesteigert werden. Für die Wirkung verantwortlich sind die Ginsenoside, ein Gemisch aus verschiedenen Triterpensaponinen.

Die Zusammensetzung und der Gehalt variieren mit dem Anbaugebiet, dem Alter der Pflanze und der Art der Behandlung. Deswegen ist beim Kauf ohne genaue Angabe der verwendeten Qualität Vorsicht geboten.

Zusätzlich werden blutgerinnungshemmende und blutzuckersenkende Wirkungen beschrieben.

Yamswurzel

Seit Jahrhunderten werden in Asien, Afrika und Amerika von den über 600 unterschiedlichen Yamsarten die Wurzeln als Gemüse gegessen.

Die Yamswurzel enthält das Saponin Diosgenin, das in eine dem weiblichen Hormon Progesteron sehr ähnliche Substanz umgewandelt werden kann.

Ein Vorgang, der bis heute allerdings nur im Labor nachgewiesen werden konnte. Trotzdem weiß man aus Erfahrung, dass die Yamswurzel Wechselbeschwerden lindern kann.

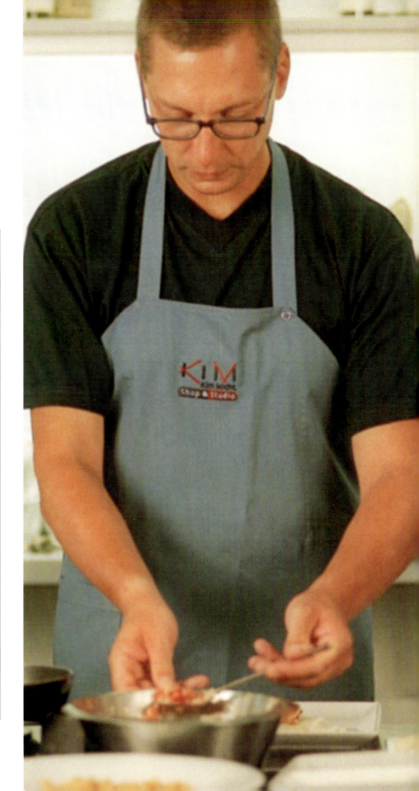

Zubereitungszeit

2 Stunden (ohne Einweichzeit)

Zutaten für 4 Portionen

500 g Bohnenmischung
(z. B. Kichererbsen, weiße Bohnen,
schwarze Bohnen, etc.)
2 Schalotten
1 Tomate
100 g Tempeh natur
100 g Tempeh geräuchert
3 EL Olivenöl
3/4 l Wasser (oder Suppenfond)
1 EL Tomatenmark
Salz · Pfeffer
1 Rosmarinzweig
2 Knoblauchzehen
frischer Majoran

Bohneneintopf mit Tempeh

Zubereitung

Bohnenmischung über Nacht in kaltem Wasser einweichen.
Danach die Mischung ca. 1 1/2 Stunden weich kochen und abseihen.

Die Schalotten achteln, die Tomate vierteln, Tempeh würfelig
schneiden.

Einen Topf mit Olivenöl erhitzen, darin Schalotten, Tomate, Tempeh
kurz anbraten und anschließend die Bohnen dazugeben. Mit
3/4 l Wasser oder Suppenfond aufgießen und ca. eine halbe Stunde
köcheln lassen. Tomatenmark, Salz und Pfeffer, Rosmarinzweig und
die zerdrückten Knoblauchzehen dazugeben und auf Tellern mit
frischem Majoran servieren.

Nährwerte pro Portion

Energie	560 kcal	Kohlenhydrate	62,9 g
Eiweiß	38,4 g	Ballaststoffe	18,9 g
Vitamin A	0,153 mg	Vitamin B$_6$	0,807 mg
Vitamin C	55,9 mg	Vitamin D	0,0 mg
Vitamin E	6,0 mg	Cholesterin	0,075 mg
Mehrfach ungesättigte Fettsäuren 6,0 g			

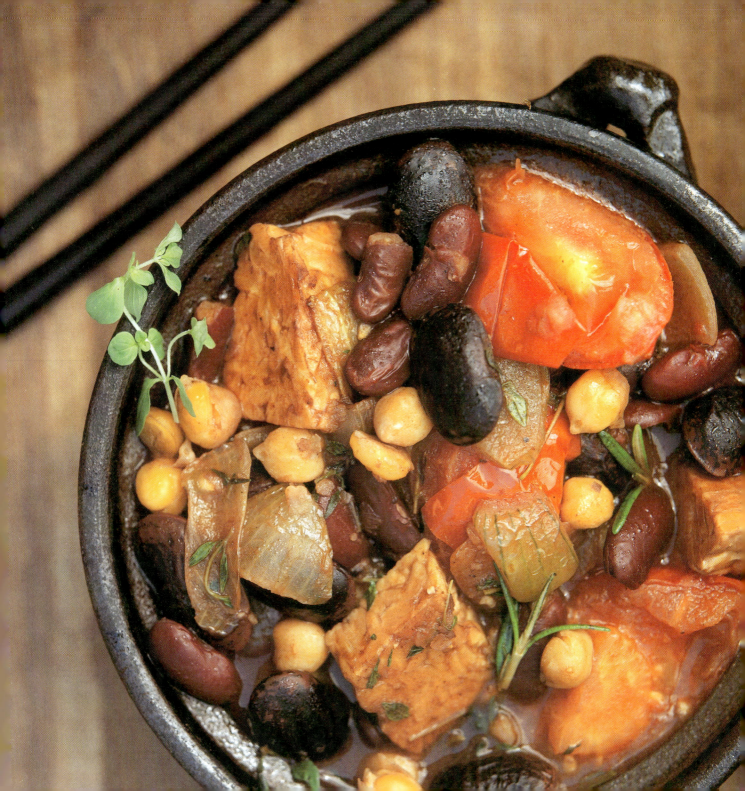

Zubereitungszeit

30 Minuten

Zutaten für 4 Portionen

150 g Basmati-Reis

50 g Wildreis

800 g gemischtes Gemüse
(Chinakohl, Paprika, Pak Choi, Zucchini,
Karotten, Lauch, Sojabohnen)

2 Chilischoten

4 EL Olivenöl

2 TL gehackter Ingwer

1 TL gehackter Knoblauch

2 EL Sojasoße

1 TL Ahornsirup

Salz · Pfeffer

2 TL Sesamöl

8 EL Chilisoße

ZUM GARNIEREN

Koriander

Nährwerte pro Portion

Energie	398 kcal	Kohlenhydrate	52,4 g
Eiweiß	8,8 g	Ballaststoffe	8,2 g
Vitamin A	0,957 mg	Vitamin B$_6$	0,365 mg
Vitamin C	63,5 mg	Vitamin D	0,0 mg
Vitamin E	3,1 mg	Cholesterin	0,12 mg
Mehrfach ungesättigte Fettsäuren 4,0 g			

Wokgemüse
mit Basmati-Wildreis

Zubereitung

REIS: Basmati- und Wildreis zusammenmischen und ca. sechsmal gut waschen, bis die Stärke ausgeschwemmt ist. Reis mit Wasser im Verhältnis 1 : 1,2 aufkochen lassen, dann die Hitze reduzieren oder Herd abdrehen. Zudecken und ca. 15 – 20 Minuten garen lassen. Wichtig: Während des Garvorgangs niemals den Deckel abheben!

WOKGEMÜSE: Gemüse putzen und waschen. Chinakohl, Paprika und Pak Choi grob schneiden. Zucchini, Karotten und Lauch in Streifen schneiden. Chilischoten in Ringe schneiden und beiseite stellen.

In einem Wok Olivenöl erhitzen, Gemüse dazugeben und ca. 1 Minute braten. Ingwer, Knoblauch, Sojasoße, Ahornsirup, Salz und Pfeffer dazumischen und nochmals ca. 1 Minute braten. Mit Sesamöl, Chilisoße und Chili-Ringen würzen.

Wokgemüse auf Tellern anrichten, Reis dazugeben und mit Koriander garnieren.

Kims Tipp

Gemüse mit längeren Garzeiten, z. B. Karotten, sollte man recht klein schneiden. Gemüse mit kürzeren Garzeiten oder mit einem hohen Wassergehalt, z. B. Pak Choi, sollte man in größere Stücke schneiden – so kann man alles gleichzeitig in den Wok geben!

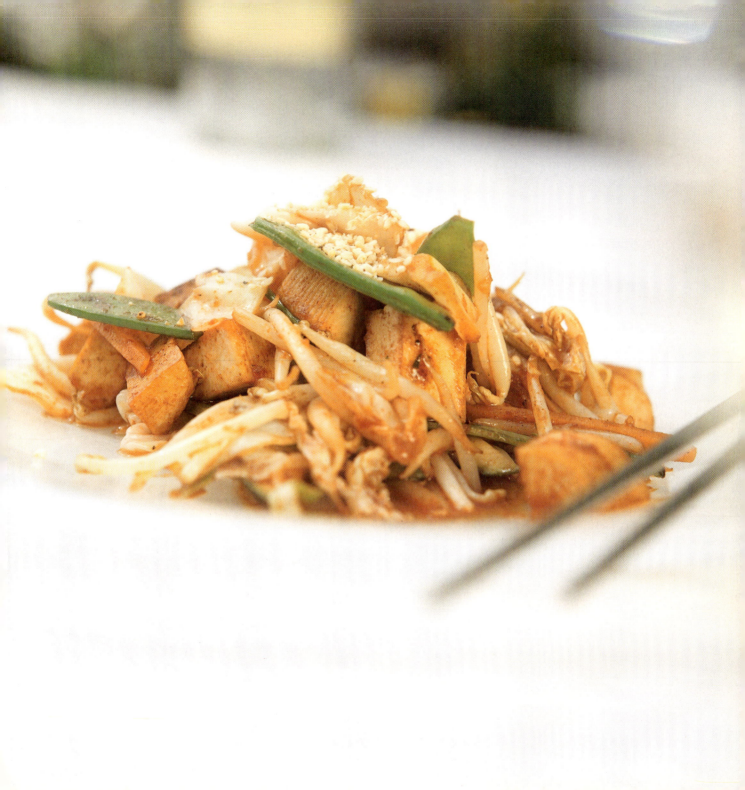

Milchprodukte

stärken die Knochen

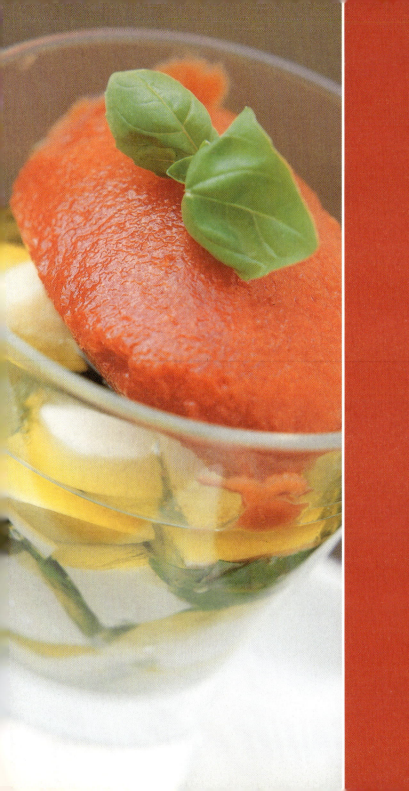
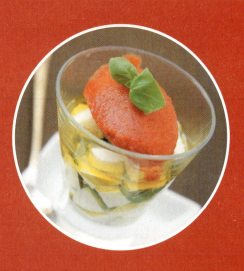

Es kann jeden treffen...

Es kann jeden betreffen...

Berühmte Persönlichkeiten wie Marlene Dietrich (1901-1992) zählten zu den Betroffenen. Ein Oberschenkelhalsbruch beendete die Bühnenkarriere der großen Entertainerin. Das gleiche Schicksal beeinträchtigte auch die letzten 15 Lebensmonate von Maestro Sergiu Celibidache. Der weltberühmte Chefdirigent zog sich die Verletzung aufgrund brüchiger Knochen erst 1995 zu.

Der Ursprung der Käseproduktion liegt nicht in Europa, sondern im Mittleren Osten und im Vorderen Orient. Die Voraussetzung dafür war die Entwicklung des Menschen vom Jäger und Sammler hin zur Lebensform der Hirten. Als begonnen wurde, Ziegen, Schafe und Rinder zu domestizieren, stand erstmals Milch in größeren Mengen zur Verfügung. Milchprodukte liefern Kalzium, das der Körper für die Bildung von Knochen und Zähnen benötigt. Aber auch Eiweiß, Mineralstoffe und Vitamine sind im Käse reichlich vorhanden.

Käse gehört zu den kalziumreichsten Nahrungsmitteln. Vielleicht war es Zufall, als der Mensch entdeckte, dass Milch gerinnt, wenn sie in der Sonne oder nahe dem Feuer steht. Auf diesem Wege entstanden durch Wärme und Milchsäurebakterien die ersten Sauermilchkäse.

Knochenschwund (Osteoporose)

Die menschlichen Knochen befinden sich in einem fortwährenden Umbauprozess, wobei Auf- und Abbau beim jungen gesunden Menschen im Gleichgewicht sind und somit die Knochenmasse erhalten bleibt. Die Geschlechtshormone (Östrogen, Testosteron) steuern neben anderen Funktionen auch diesen Knochenumbau. Dieser erfolgt durch Osteoklasten (die knochenfressenden Zellen) und Osteoblasten (die knochenaufbauenden Zellen), die im Team zusammenarbeiten. Hormone regulieren unter anderem die Aufnahme von Kalzium in das Knochengewebe und bremsen den Knochenabbau. Das Knochengerüst (Skelett) wird von der Geburt an über die Pubertät hinaus bis zum jungen Erwachsenenalter stetig aufgebaut. Bis etwa zum 30. Lebensjahr überwiegt der Knochenaufbau. Etwa im 35. Lebensjahr ist die maximale Knochenmasse erreicht. Danach überwiegt der Knochenabbau.

Vor den Wechseljahren wird der Hormonspiegel vor allem von der Ernährung und der körperlichen Aktivität bestimmt! Die Risikofaktoren dieser schleichenden Erkrankung sind seit langem bekannt.

Genetische Veranlagung, Kalziummangel, zu wenig Bewegung, ein Defizit an Geschlechtshormonen, aber auch falsche Ernährung zählen dazu.

Etwa 95 Prozent aller Patienten leiden an der »primären Osteoporose«, für die keine direkte Ursache auszumachen ist. Sie steht in engem Zusammenhang mit dem Alter und mit dem Hormon- und Kalziumstoffwechsel.

Zierliche Menschen scheinen häufiger zu erkranken, da sie eine geringere Ausgangsknochenmasse haben und das Skelett stärker auf Belastungen reagiert. Ab etwa dem 40. Lebensjahr werden dann, ausgehend von der maximalen Knochenmasse, etwa 0,5 bis 1,5 % jährlich wieder abgebaut.

Bei den restlichen Patienten können verschiedene Krankheiten die Entstehung einer Osteoporose begünstigen. Man spricht dann von einer »sekundären Osteoporose«, ausgelöst durch Störungen des Kortisonstoffwechsels, einen Geschlechtshormonmangel beim Mann, Störungen des Kalziumstoffwechsels oder einer Schilddrüsenüberfunktion. Das weibliche Hormon Östrogen schützt Frauen im gebärfähigen Alter vor einem Knochenabbau. In den Wechseljahren lässt die Funktion der Eierstöcke nach, damit sinkt der Östrogenspiegel und der altersbedingte Knochenabbau wird beschleunigt. Aber auch junge Frauen können z. B. nach Entfernung der Eierstöcke an einer Osteoporose erkranken. Das männliche Hormon Testosteron schützt ähnlich wie das weibliche Östrogen.

Bei Männern bildet sich die Hormonproduktion später und sehr viel langsamer zurück. Sie entwickeln eine Osteoporose daher meist erst ab etwa dem siebzigsten Lebensjahr.

Der im Alter veränderte Hormonhaushalt führt zu einer verstärkten Abbauaktivität, so dass kontinuierlich Knochenmasse verloren geht und so die tragende Struktur im Knochen zerstört wird. In der Folge steigt das Knochenbruchrisiko an.

Steht die Diagnose Osteoporose fest, muss eine möglichst schnelle und effektive medikamentöse Therapie erfolgen, um Knochenbrüche zu vermeiden.

Achtung

Etwa jede dritte Frau nach dem sechzigsten Lebensjahr leidet unter Knochenschwund!

Zutaten	Inhaltsstoffe
Milchprodukte (insbesondere Parmesan, Bergkäse, Emmentaler, Feta und Mozzarella) Brennnessel, Kresse, Petersilie, Rucola, Schnittlauch, Sojaprodukte, getrocknete Feigen, Mohnsamen, Sesamsamen, Haselnüsse, Leinsamen	Kalzium
Hering, Lachs, Sardinen, Makrelen, Forelle, Bückling, Tunfisch, Austern, Steinpilze, Morcheln, Avocado, Leber, Camembert, Gouda, Milchprodukte allgemein	Vitamin D
Sauerkraut, Grünkohl, Petersilie, Schnittlauch Brokkoli, Blumenkohl (Karfiol), Rosenkohl (Kohlsprossen), Spinat, Brunnenkresse, Maiskeimöl Vollmilch, Leber, Keime, Kichererbsen, Sojaprodukte, Erbsen, Linsen, Pistazien, Kopfsalat	Vitamin K
(Rot-)Klee, alle Sojaprodukte, Alfalfa, Vollkornprodukte, Samen (Flachs- und Leinsamen), Obst, Gemüse, Roggen, Hülsenfrüchte (z. B. Kichererbsen, Linsen, diverse Bohnensorten, Erbsen), Hirse, diverse Sprossensorten	Phytohormone
Fleisch, Fisch, Hirse, Hülsenfrüchte, Hafer	Eisen
Möglicherweise hilfreich sind Pfefferminze und Kurkuma	

Welche Zutaten können helfen?

Wichtig

Bewegung festigt und trainiert nicht nur die Muskulatur, sondern auch die Knochenstruktur. Eine vor allem Kalzium- und Vitamin-D-reiche Ernährung und regelmäßige körperliche Aktivität haben eine wichtige vorbeugende Funktion. Wer in der Jugend ein kräftiges Knochengerüst durch Sport und gesunde Ernährung aufgebaut hat, hat im Alter ein deutlich geringeres Osteoporose-Risiko.

Der heilsame Tipp

Alkohol, Koffein, Nikotin, Zucker und weißes Mehl sowie phosphatreiche und oxalsäurehaltige Lebensmittel sollten so weit als möglich gemieden werden, z. B. Cola, Konserven, Fertiggerichte, Pudding, Speiseeis und Schmelzkäse: phosphatreich z. B. Schokolade, Kakao, Rhabarber, Mangold, Rote Bete: oxalsäurehaltig.

Der heilsame Tipp

Für einen intakten Knochenstoffwechsel müssen Sie auf eine kaliumreiche (reichlich Obst und Gemüse, aber auch Nüsse, sehr gut z. B. Pistazienkerne) und eine natriumarme (meiden Sie große Mengen von Salz!) Kost achten.

Vitamin D

Der Körper benötigt Vitamin D für viele verschiedene Funktionen im Stoffwechsel. Nun hat der Mensch zur Sicherung des Vitamin-D-Vorrates zwei Möglichkeiten: die regelmäßige Zufuhr über die Nahrung oder Vitamin D in der Haut über die UV-Strahlung des Sonnenlichts selbst herzustellen. Schon seit vielen Jahrhunderten weiß man, dass es durch Lichtmangel zu verschiedenen Erkrankungen kommen kann.

Auch bekannt war, dass man durch die Einnahme von Lebertran, der ja bekanntlich besonders reichhaltig an Vitamin D ist, das Auftreten der Knochenkrankheit Rachitis verhindern kann. So kann also durch regelmäßige Vitamin-D-Zufuhr und moderaten Genuss von Sonnenlicht das Auftreten vieler chronischer Erkrankungen vermindert werden.

Sowohl Vitamin D als auch Kalzium spielen eine ganz entscheidende Rolle beim Knochenstoffwechsel. Die aktive Form von Vitamin D, das 1,25(OH)2D, verbindet sich mit seinen Rezeptoren im Darm, in den Knochen und in den Nieren, um den Kalzium-, und damit den Knochenstoffwechsel zu regulieren. Sowohl Vitamin D als auch Kalzium beeinflussen einander. Ohne Vitamin D kann der Dünndarm nur

10 – 15 % des zugeführten Kalziums aufnehmen. Ein lang anhaltender Vitamin-D- oder Kalziummangel kann zu einer Osteoporose oder Osteomalazie (die jugendliche Form der Osteoporose) führen, was letztendlich in Knochenbrüchen resultiert.

Eine Studie ergab, dass die kombinierte Zufuhr von Vitamin D und Vitamin K die Knochendichte der Wirbelsäule entscheidend verbesserte!

Der heilsame Tipp

Orangensaft, Cerealien und Vollkornprodukte sind oft mit Vitamin D angereichert und dienen dann ebenso als Vitamin-D-Quelle.

Vitamin K

Vitamin K steigert die Produktion und Ausschüttung von Nephrocalcin und Interleukin 1,6. Diese beiden Substanzen sind für den Kalziumhaushalt und den Knochenstoffwechsel von großer Bedeutung. Zusätzlich vermag Vitamin K nicht nur die Knochendichte zu verbessern, sondern sogar das

Risiko eines Knochenbruchs zu senken. Untersuchungen zeigen, dass bei bestehender Osteoporose ein niedriger Vitamin-K-Spiegel im Blut mit einem hohen Risiko einen Knochenbruch zu erleiden verbunden ist.

Der heilsame Tipp

Die American Medical Association steigerte ihre Empfehlungen für die tägliche Vitamin-K-Einnahme. Diese lauten nun für Männer: 90 mg Vitamin K pro Tag, für Frauen: 120 mg Vitamin K pro Tag.

Eisen

Wissenschaftler der Universität von Arizona untersuchten den Einfluss von Eisen auf die Knochenmineralisation bei Frauen in den Wechseljahren. Sie fanden dabei heraus, dass die zusätzliche Einnahme von Eisen die Knochendichte entscheidend verbesserte. Damit spielt die Eisenzufuhr beim Knochenhaushalt eine größere Rolle, als man bis jetzt annahm.

Phytohormone

Man weiß, dass in Asien durch den hohen Konsum von Phytohormonen, meist in Form von Soja, die Zahl der Osteoporoseerkrankungen wesentlich niedriger ist als in Mitteleuropa. Dabei könnte man bei dem zierlichen Körperbau der asiatischen Bevölkerung durchaus Gegenteiliges annehmen. Untersuchungen haben gezeigt, dass Phytohormone den Abbau von bestehender Knochenmasse verringern, den Knochen so schützen und das Risiko an einer Osteoporose zu erkranken senken.

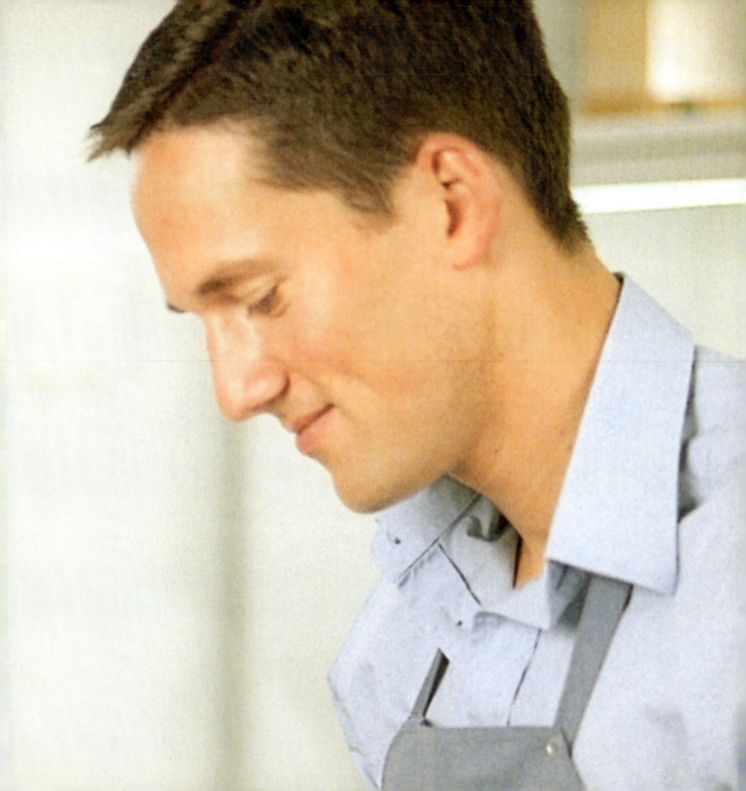

Zubereitungszeit

10 Minuten (ohne Sorbet-Zubereitung)

Zutaten für 4 Portionen

TOMATENSORBET

500 g Kirschtomaten

1 EL Zitronensaft

1 Prise Salz

1/2 EL Zucker

1 EL Tomatenmark

2 Pkg. Mozzarella

4 EL Olivenöl

4 TL Apfelbalsamico-Essig

ZUM GARNIEREN

4 Blatt frisches Basilikum

Tomatensorbet mit Mozzarella in Olivenöl

Zubereitung

TOMATENSORBET: Die Kirschtomaten pürieren und abseihen. Die Flüssigkeit mit den anderen Zutaten vermengen, in den Tiefkühlschrank geben (bis sie friert) und alle 3 Stunden durchrühren, damit die Eiskristalle nicht zu grob werden. Diesen Vorgang öfter wiederholen.

Mozzarella kleinwürfelig schneiden, in vier Gläser füllen, Olivenöl und Apfelbalsamico-Essig zufügen. Je 1 Kugel Tomatensorbet darauf legen und mit Basilikum garnieren.

Nährwerte pro Portion

Energie	284 kcal	Kohlenhydrate	6,4 g
Eiweiß	13,2 g	Ballaststoffe	1,3 g
Vitamin A	0,319 mg	Vitamin B_6	0,189 mg
Vitamin C	32,9 mg	Vitamin D	0,0 mg
Vitamin E	2,8 mg	Cholesterin	28,9 mg
Mehrfach ungesättigte Fettsäuren 1,4 g			

Kims Tipp

Das oftmalige Umrühren verhindert, dass das Eis zu stark kristallisiert. Je öfter umgerührt wird, desto cremiger wird das Eis.

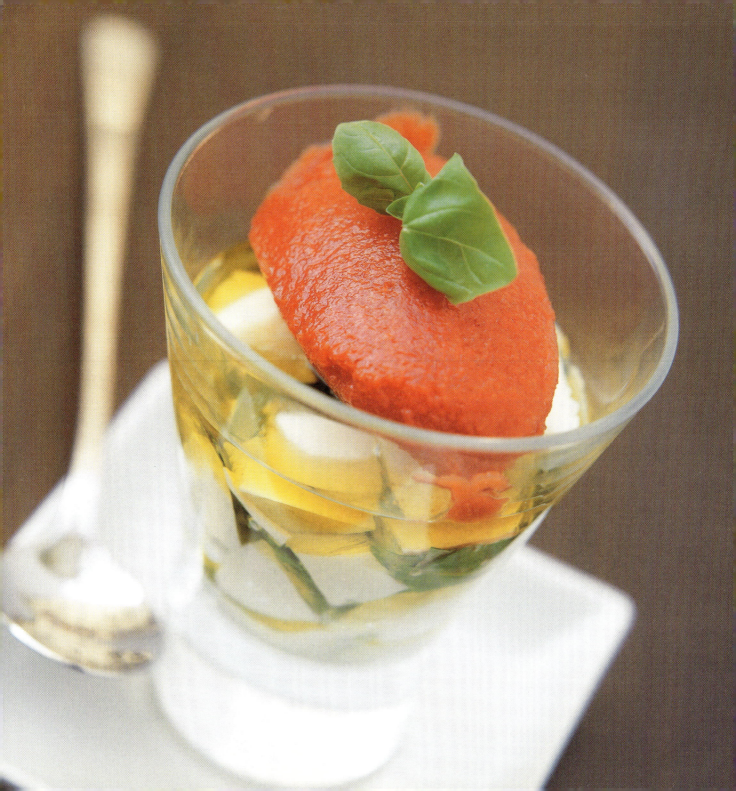

Zubereitungszeit

25 Minuten

Zutaten für 4 Portionen

400 g Lachsfilet

30 g Bancha (oder normaler grüner Tee)

LEMONGRAS-VINAIGRETTE

2 Stangen Lemongras

1/2 TL Zitronensaft

1/2 TL Ingwersaft

2 EL heller Balsamico-Essig

(oder Sushi-Essig)

4 EL Lemonen- oder Zitronenöl

Salz

ZUM GARNIEREN

frische Salatmischung

Korianderblätter

Nährwerte pro Portion

Energie	282 kcal	Kohlenhydrate	0,883 g
Eiweiß	22,7 g	Ballaststoffe	5,0 g
Vitamin A	0,155 mg	Vitamin B₆	1,0 mg
Vitamin C	10,9 mg	Vitamin D	0,003 mg
Vitamin E	7,3 mg	Cholesterin	66,1 mg
Mehrfach ungesättigte Fettsäuren 9,1 g			

Bancha-Lachs-Sashimi kalt geräuchert mit Lemongras-Vinaigrette

Zubereitung

Das Backrohr nur mit Umluft (also ohne Temperatur) einschalten. Das Lachsfilet auf ein Blech legen und ins Backrohr geben.

Bancha (oder grünen Tee) in ein Gefäß geben und zugedeckt auf den Herd stellen. Sobald der Tee zum Rauchen beginnt, vom Herd nehmen, ohne Deckel ins Backrohr stellen und 15 Minuten räuchern lassen.

LEMONGRAS-VINAIGRETTE: Von den Lemongrasstangen den harten Stamm (ca. 5 cm) abschneiden und die äußeren Blätter abschälen (ca. 2 Blätter). Die feinen Stangen in dünne Scheiben schneiden bzw. klein hacken. Für die Lemongras-Vinaigrette die Lemongrasscheiben mit Zitronensaft, Ingwersaft, Balsamico-Essig (Sushi-Essig), Lemonenöl und Salz vermischen. (Wenn Sie die Vinaigrette scharf mögen, können Sie auch Chilis dazugeben.)

Das Lachsfilet aus dem Backrohr nehmen, in dünne Scheiben schneiden und auf einem Teller anrichten. Die Salatmischung mit Koriander und der Vinaigrette abmachen und in der Mitte des Tellers platzieren. Mit frischem Baguette servieren.

Sehr gut schmeckt diese Speise auch mit frischem Kren oder Wasabi.

Information

Sashimi ist roher Fisch in dünne Scheiben geschnitten.

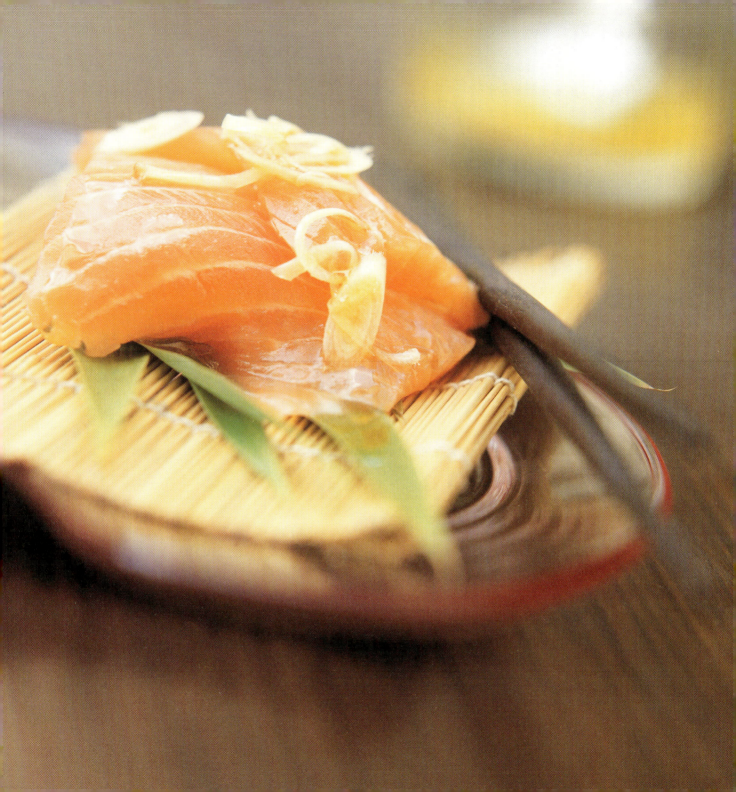

Spargel und Rosinen

helfen bei Wassereinlagerungen (Ödemen)

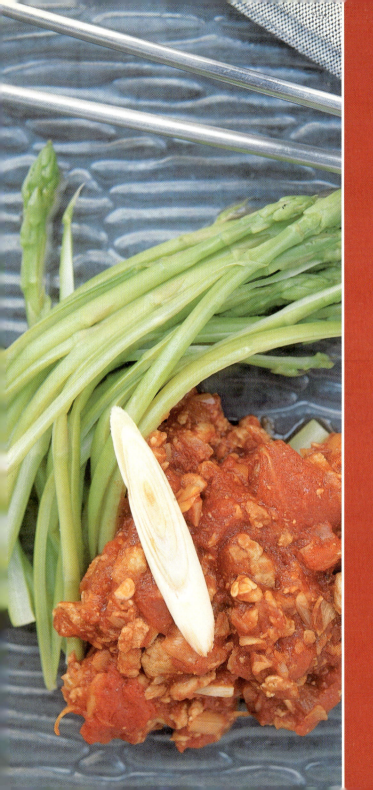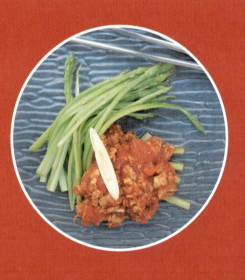

»Gesund und sexy« – ein Widerspruch?

Jean-Georges Vongerichten kocht für Stars und ist selbst Starkoch in New York. Durch einen Zufall – er probierte zuerst von Kapern und danach kostete er eine Rosine – entwickelte er eine Soße die perfekt zu Fisch und Meeresfrüchten passt. Er kocht gleiche Teile Kapern und Rosinen in Wasser auf. Das Resultat bezeichnet er als »sexy food«.

Perfekt ist diese Kreation aber auch als »Heilsame Nahrung« (z. B.: als Vorbeugung von Wassereinlagerungen oder Herz-Kreislauf-Erkrankungen).

Rosinen ist der Oberbegriff für alle getrockneten Weinbeeren. Weintrauben werden reif geerntet und danach getrocknet, bis die Feuchtigkeit der Beeren nur noch 15 – 25 % beträgt.

Dadurch wird der Zuckergehalt auf bis zu 60 % konzentriert. Rosinen sind daher sehr beliebt bei der Zubereitung von Süßspeisen, können aber auch unverarbeitet gegessen werden.

Die drei wichtigsten Arten von Rosinen

- Sultaninen von der Sultana-Traube sind weiß, dünnhäutig, sehr süß und kernlos. Sie haben eine helle, goldgelbe Farbe und stammen aus der Türkei, Australien oder Südafrika.

- Korinthen werden von der Traubensorte »Schwarze Korinthe« gewonnen. Sie sind ebenfalls kernlos, schwarzbraun aber kräftiger im Geschmack. Benannt wurden sie nach der griechischen Stadt Korinth. Die Produktionsländer sind Griechenland, Australien, Südafrika und Kalifornien.

- Getrocknete Weinbeeren werden aus der Traubensorte Thompson Seedless gewonnen. Sie stammen aus Kalifornien, sind kernlos und haben eine bläulich-braune Färbung.

Wassereinlagerung (Ödeme)

Darunter versteht man Wasseransammlungen (Ödeme) im Bindegewebe an verschiedenen Stellen im Körper. Ein Ödem tritt bei Störungen des Flüssigkeitshaushaltes auf und ist immer als ein Symptom einer Grunderkrankung zu deuten.

Unterschiedliche Ursachen können dafür verantwortlich sein. Zu den harmloseren gehören Störungen des Elektrolythaushaltes, Eiweißmangel, Venenleiden oder einfach der Konsum von zu salzreicher Kost.

Besonders häufig treten Ödeme in der Schwangerschaft oder unmittelbar vor der Menstruation auf. Als ernst zu nehmende Ursachen kommen Bluthochdruck, Leber- und Nierenerkrankungen oder Herzprobleme in Frage.

Unter physiologischen Bedingungen besteht ein Gleichgewicht zwischen dem Flüssigkeitszufluss aus den kleinen arteriellen Blutgefäßen zu den Bindegewebszwischenräumen und dem Abfluss, einerseits durch das venöse Gefäßsystem sowie andererseits über die Lymphgefäße.

Ödeme bilden sich dann, wenn der Zufluss zum Zwischenbindegewebe erhöht oder aber der Abfluss daraus vermindert ist. Ein erhöhter Zufluss findet sich bei Eiweißmangel, erhöhtem Gefäßblutdruck oder erhöhter Blutgefäßdurchgängigkeit. Eine Abflussverminderung liegt vor, wenn die Lymphdrainage behindert ist. Ödeme sind meistens symmetrisch angelegt und beginnen entsprechend der Schwerkraft an den Unterschenkeln und Füßen.

Typische Zeichen von Ödemen sind eine tiefe Dellbarkeit, d. h. mit dem Finger verursachte Druckstellen behalten ihre Form, und ein Spannungsgefühl der Haut in dem Bereich der Wasseransammlung.

Ödeme vergrößern den Abstand zwischen den kleinen Blutgefäßen und Körperzellen. Diese verlängerte Distanz bedeutet eine schlechtere Ernährung der Zellen, was zu Zellschädigung bzw. zum Zelltod führen kann. Eine Beseitigung des Ödems ist daher wichtig, um Zelluntergänge und somit Gewebsschädigungen zu verhindern.

Die bekannteste medikamentöse Therapieform sind Diuretika. Diese bewirken eine verminderte Wiederaufnahme von Salzen, besonders Natrium, über die Nieren, so dass es zu einer Entwässerung des gesamten Körpers kommt.

Selten, aber bekannt, ist das Lakritzeödem. In Lakritze ist Glycyrrhizinsäure enthalten, welche bei exzessivem Konsum einen Pseudohyperaldosteronismus (erhöhte Natriumkonzentration) verursacht und damit zu verstärkter Wassereinlagerung führen kann.

> Auch Kaiserin Elisabeth litt aufgrund ihrer Magersucht, und dem damit verbundenen chronischen Eiweißmangel, an schweren Beinödemen.

Der heilsame Tipp

Vollkornreis einmal pro Woche – ungesalzen und ungezuckert, beispielsweise mit Früchten und Kräutern gewürzt – kann bei Wasseransammlungen helfen.

Rosinen und Feigen sind zum Süßen erlaubt!

Zutaten	Inhaltsstoffe
Spargel Eierschwammerl weiße Bohnen Edamer Soja Zwiebeln Paprika Sauerkraut	Kalium
alle Vollkornprodukte alle Sojaprodukte Weizenkeime Sardinen Walnüsse Erdnüsse Rosenkohl (Kohlsprossen) Bananen Kartoffeln Rindfleisch	Vitamin B_6
Kirschen Auberginen Rotkohl Pflaumen Rosinen Brombeeren Schwarze Johannisbeeren Orangen Brokkoli Grünkohl Porree Zwiebeln Yamswurzel	Flavonoide (Anthocyane)

**Welche Zutaten
können helfen?**

Kalium

Kalium ist ein für den Menschen lebensnotwendiger Mineralstoff. Es kommt fast ausschließlich im Zellinneren vor und wird vor allem für die Energieproduktion benötigt. Die Regulation des Wasser-Elektrolyt-Haushaltes ist eine weitere wichtige Funktion des Kaliums.

Besonders reichlich ist Kalium in Obst (z. B. Bananen) und Gemüse (Spinat, Mangold, Feldsalat etc.) zu finden. Als Gegenspieler des Natriums, welches Bestandteil des für Ödeme gefährlichen Kochsalzes ist, kann Kalium diesem entgegenwirken und so Wasseransammlungen vorbeugen.

Vorsicht! Bei älteren Menschen geraten die Elektrolyte Kalium und Natrium, wegen fehlenden Durstgefühles, eingeschränkter Nierenfunktion oder Medikamenten (Diuretika) oft aus ihrem Gleichgewicht. Eine ausgewogene Ernährung kann dies verhindern!

Spargel

Spargel ist besonders reich an Kalium, sehr kalorienarm und enthält die harntreibende Substanz Asparagin. Dadurch wird er zum Spitzenreiter in der Liste der bei Ödemen hilfreichen Nahrungsmitteln.

Flavonoide

Flavonoide sind wichtige Pflanzenfarbstoffe, die in den meisten farbintensiven Lebensmitteln vorhanden sind. Eine englische Forschergruppe hat nun herausgefunden, dass die Zufuhr von Flavonoiden bei Frauen, die über prämenstruelle Wasseransammlungen klagten, zu einer eindeutigen Verbesserung dieser Symptome führte.

Yamswurzel

Frauen in den Wechseljahren klagen oft über geschwollene Beine. Zu Beginn des Klimakteriums kommt es als erstes zu einem Abfall des weiblichen Hormons Progesteron. Dadurch verschiebt sich das Gleichgewicht des Hormonhaushaltes und es entsteht eine relative Östrogendominanz, welche dann die Wasseransammlungen verursacht. Durch die zuvor schon erwähnte progesteronähnliche Wirkung der Yamswurzel kann dieses Ungleichgewicht korrigiert werden. Zusätzlich wirkt Yamswurzel harntreibend und unterstützt so die Ausscheidung von Flüssigkeit.

Unsicher ist die Datenlage zu Vitamin B_6 (Pyridoxin). Die Untersuchungen bringen viele gegensätzliche Ergebnisse. Möglicherweise hilft Vitamin B_6 bei der Ausschwemmung von überflüssigem Gewebswasser.

Generell gilt: Salz- und zuckerarm, dafür aber kaliumreich ernähren!

Der heilsame Tipp

Grapefruit kann durch die Senkung eines bestimmten Enzyms, nämlich der 11-ß- Hydroxysteroid-Dehydrogenase, zu Ödemen führen! Somit gilt, bei Ödemen lieber auf die Grapefruit verzichten!

Zubereitungszeit

30 Minuten

Zutaten für 4 Portionen

200 g Tunfischfilet

1 Zwiebel

4 Knoblauchzehen

3 große Tomaten

5 EL Olivenöl

1 Dose geschälte Tomaten

2 EL Tomatenmark

5 EL Limonenöl

2 – 3 Lemongrasstangen

Salz

ca. 20 g Kaffir-Limettenblätter

500 g grüner Spargel

Nährwerte pro Portion

Energie	388 kcal	Kohlenhydrate	8,1 g
Eiweiß	15,2 g	Ballaststoffe	3,5 g
Vitamin A	0,462 mg	Vitamin B$_6$	0,543 mg
Vitamin C	51,3 mg	Vitamin D	0,003 mg
Vitamin E	13,8 mg	Cholesterin	35,2 mg
Mehrfach ungesättigte Fettsäuren 11,6 g			

Grüner Spargel
mit Lemongras-Tuna-Sugo

Zubereitung

LEMONGRAS-TUNA-SUGO: Tunfisch klein schneiden. Zwiebel fein hacken, Knoblauch pressen. Tomaten kreuzweise einschneiden, blanchieren, kalt abschrecken und die Haut abziehen. Danach entkernen und in Würfel schneiden.

In einem Topf Olivenöl erhitzen. Zwiebel darin goldbraun anrösten. Tunfisch dazugeben und kurz anbraten. Dosentomaten mit Saft dazumischen und mit dem Kochlöffel grob zerstampfen. Tomatenmark, Limonenöl, grob geschnittene Lemongrasstangen und Salz zufügen und kurz köcheln lassen. Zum Schluss zerdrückten Knoblauch, Kaffir-Limettenblätter und Tomatenwürfel untermischen und nochmals 1 Minute köcheln lassen.

Spargel waschen, von 8 Spargelspitzen jeweils 2 cm abschneiden und zum Garnieren zur Seite legen. Restlichen Spargel vierteln. Im Dampfgarer bei 90 °C ca. 3 Minuten garen oder mit einem Dämpfeinsatz über einem Topf mit sprudelnd kochendem Wasser ca. 5 Minuten dämpfen.

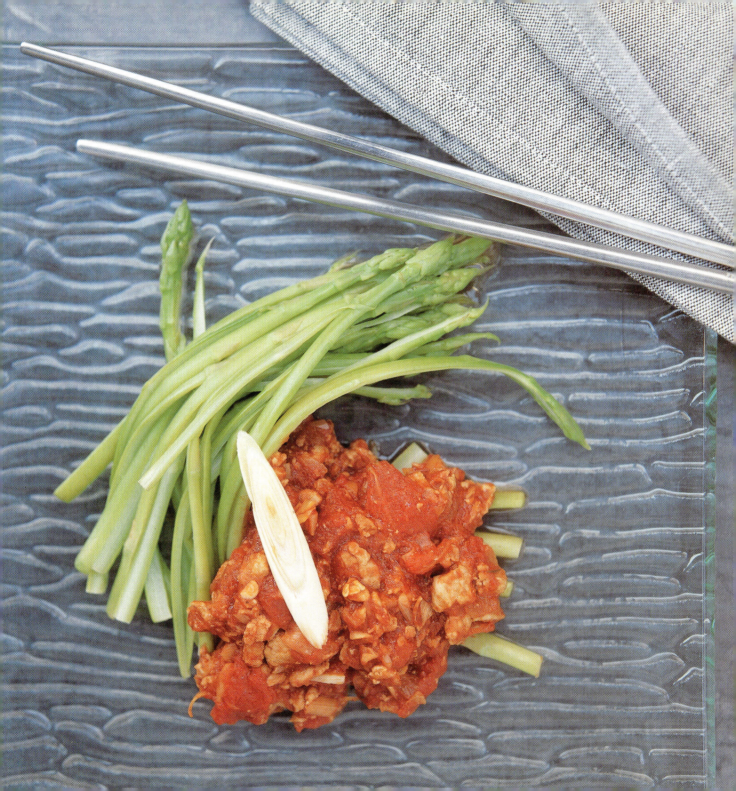

Zubereitungszeit

5 Minuten

Zutaten für 4 Portionen

1/2 l Birnensaft
(evtl. biologisch und naturtrüb)
1/8 l Wasser
4 getrocknete Feigen
2 TL Berberitzen

Dörrobst-Tee mit Birnensaft

Zubereitung

Birnensaft und Wasser zum Kochen bringen, die quer halbierten Feigen dazugeben und zwei Minuten köcheln lassen. Jeweils zwei Feigenhälften in vier kleine Schüsseln geben. Saft darüber gießen und mit Berberitzen garnieren.

Nährwerte pro Portion

Energie	113 kcal	Kohlenhydrate	25,4 g
Eiweiß	1,6 g	Ballaststoffe	1,6 g
Vitamin A	0,018 mg	Vitamin B_6	0,077 mg
Vitamin C	33,8 mg	Vitamin D	0,0 mg
Vitamin E	0,872 mg	Cholesterin	0,0 mg
Mehrfach ungesättigte Fettsäuren 0,272 g			

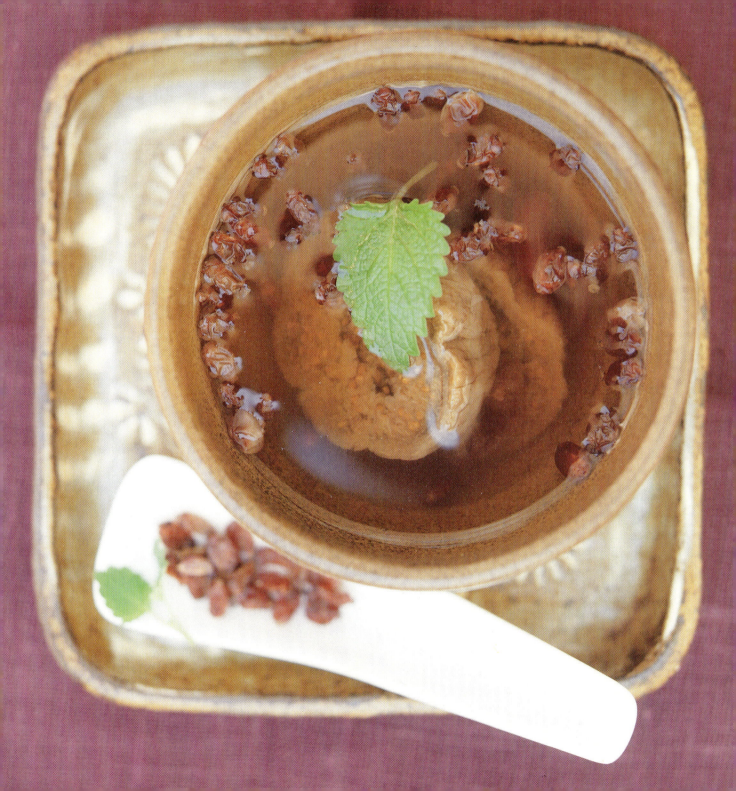

Wurzeln

schützen vor Kopfschmerzen

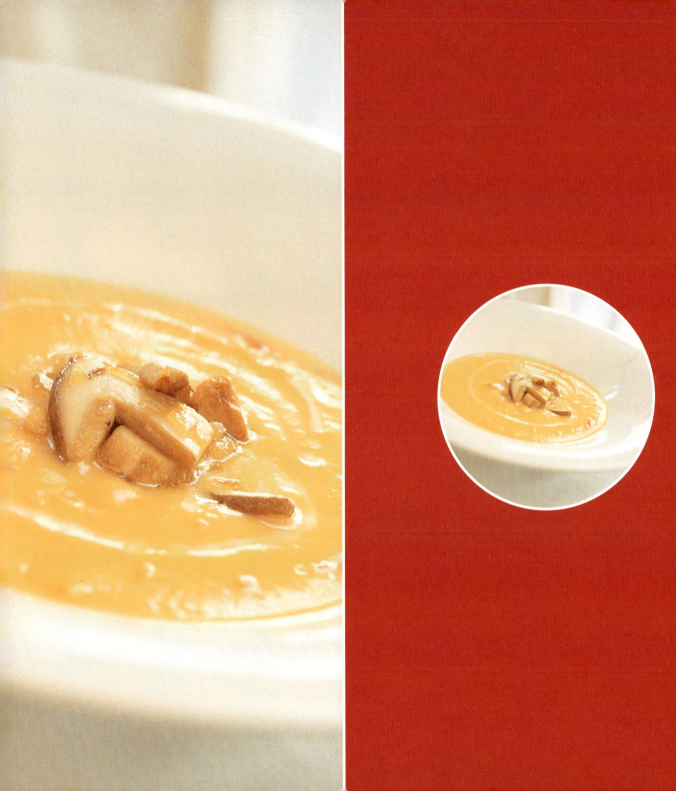

Fördert Wurzelgemüse
auch die Kreativität?

Den Sommer 1925 verbrachte Ernest Hemingway mit seiner Frau und einigen Freunden in Pamplona. Sie residierten im Hotel Montoya. Es entwickelte sich eine spannungsgeladene Konstellation, da Hemingway hemmungslos mit einer skandalumwitterten Engländerin flirtete. Dieser Aufenthalt inspirierte ihn zu seinem Roman »Fiesta«, der Hemingway den Durchbruch als Schriftsteller verschaffte. Der Grund war sein damals revolutionärer, schnörkellos-knapper Schreibstil.

In dieser Zeit wird Ernest auch der mehrmalige Genuss einer Speise zugeschrieben:

Zartes Wurzelgemüse mit Kerbelbutter

Haben die zahlreichen Drinks des Abends Hemingway zur Wahl dieser Beilage veranlasst?

Nicht nur was über der Erde wächst eignet sich zur Nahrung, sondern auch die unterirdischen Teile der Pflanze schenken Kraft und Energie. Für diese Gemüsesorten ist der Sammelbegriff Wurzelgemüse gebräuchlich.

Eine von medizinischer Seite ganz besonders interessante Wurzel ist der Ingwer. Die Pflanze stammt ursprünglich aus Südostasien, ist aber mittlerweile in fast allen tropischen Ländern zu finden.

Ingwer (Zingiber officinale) wird seit Jahrtausenden als Würzmittel, aber auch als Heilsubstanz verwendet. Diese geweihartig verzeigte Wurzel hat eine gelbe Farbe und weist eine breite Palette an ätherischen Ölen auf.

In der traditionellen chinesischen Medizin wird Ingwer schon lange gegen Migräne eingesetzt.

Migräne

Leiden Menschen unter plötzlich auftretenden, klopfenden, bohrenden, vielfach aber nur halbseitigen Kopfschmerzen, ist die Ursache vielfach Migräne. Von dieser Volkskrankheit ist ungefähr jeder 10. Mensch betroffen – Frauen häufiger als Männer. Die Kopfschmerzen werden oft von Erbrechen, Übelkeit, Geräusch- und Lichtempfindlichkeit begleitet. Während des Migräneanfalls sind diese Menschen extrem belastet, daher ist es entscheidend, die Anfallshäufigkeit zu minimieren. Änderungen des Schlafrhythmus oder Schlafmangel können ebenso Migräneanfälle auslösen wie das Auslassen von Mahlzeiten oder Fasten.

Eine allgemeine Migränediät gibt es nicht. Wichtig ist es für Sie ganz persönlich, die Nahrungsmittel herauszufinden, nach deren Genuss Sie Migräne erleiden. Dies gelingt am besten mit Hilfe eines Schmerztagebuches über einen Monat. Achten Sie aber darauf, dass zwischen der Nahrungsaufnahme und der Kopfschmerzattacke meistens einige Stunden, ja sogar ein ganzer Tag liegen können. Bestimmte Nahrungsmittel (»Auslöser«) verursachen eine hohe Migränebelastung und sollen eingeschränkt konsumiert werden: überreifer Käse, alkoholische Getränke (vor allem Rotwein und Sekt), eingelegte und konservierte Lebensmittel (geräucherte Speisen, Konserven).

Als Risikofaktor für Migräne gilt zusätzlich ein an Fleisch reicher, aber ballaststoffarmer Speiseplan. Beides verlängert die Darmpassage und ermöglicht, dass Schadstoffe vermehrt aufgenommen werden können. Achten Sie auf regelmäßige Darmtätigkeit. Neben der für Sie richtigen Ernährung und dem Weglassen von »Auslösern« im Nahrungsmittelangebot ist eine positive Stressbewältigung und sportliche Betätigung hilfreich, Anfälle zu vermeiden. Ein Mangel an wichtigen Nahrungsinhaltsstoffen (Vitamine, Enzyme, L-Tryptophan etc.) erhöht aber die Gefahr, dass ein Migräneanfall auftritt.

Ingwer

Die duftenden ätherischen Öle (z. B. Gingerole) sind für die heilsame Wirkung verantwortlich. Gingerole sind in ihrer chemischen Struktur dem Aspirin verwandt. In der traditionellen chinesischen Medizin wird Ingwer schon lange gegen Migräne eingesetzt. Die wissenschaftliche Erklärung folgte: Menschen, die 1 Gramm Ingwerpulver täglich zu sich nehmen, können See-, Höhen-, Flugkrankheit besser verar-

beiten. Auch nach Operationen erwies sich Ingwer als ebenso wirksam wie schulmedizinische Wirkstoffe. Achten Sie daher in Stresssituationen auf genügend Ingwer.

Vitamin B$_2$

Unter dieser Bezeichnung verstehen wir eine Reihe an Vitaminen wie z. B. Riboflavin, Folsäure, Niacin und Panthotensäure. Die charakteristische gelbe Farbe findet sich in Pflanzen und Mikroorganismen; Menschen sind auf die Zufuhr mit der Nahrung angewiesen. Eine tägliche Zufuhr von 400 mg Riboflavin erwies sich als äußerst effektiv bei Migräne.

Coenzym Q10

erweist sich zur Vorbeugung einer Migräne als wirksam. Meeresfische sind besonders reich an Coenzym Q10 – sie sollen zur Vorbeugung vermehrt am Speiseplan stehen.

L-Tryptophan

Bei chronischen Kopfschmerzen wird diese Substanz mit großem Erfolg zur Linderung eingesetzt.

*Wenn wir Arzneien gegen unsere Krankheiten nehmen,
ist es, wie wenn wir einen Brunnen graben würden,
wenn wir schon durstig sind oder erst beginnen,
Waffen zu schmieden, wenn der Kampf schon begonnen hat.*

(Chinesische Überlieferung)

Zutaten	Inhaltsstoffe
Blumenkohl (Karfiol)	Vitamin B_2
Karotten	
Sellerie	
Pastinaken	
Süßkartoffel (Batate)	
Spargel	
Zuckermais	
Steinpilze	
Preiselbeeren	
Wassermelone (im rohen Zustand enthalten sie mehr Vitamine)	
Meeresfische	Coenzym Q10
Bananen	L-Tryptophan
Erdbeeren	
Ananas	
Himbeeren	
Ingwer	Ätherische Öle (z. B. Gingerole)

**Welche Zutaten
können helfen?**

Zubereitungszeit

15 Minuten

Zutaten für 4 Portionen

500 g Süßkartoffeln

1 1/2 Dosen Kokosmilch (à 330 ml)

1/4 l Wasser

1/2 TL geriebene Muskatnuss

1/2 TL Ingwersaft

1/2 TL Vanillepulver

Zimt · Salz · Zucker

50 g Steinpilze

1 TL Olivenöl

1 TL Sojasoße

1 TL Balsamico-Essig

Süßkartoffelsuppe mit sautierten Steinpilzen

Zubereitung

Süßkartoffeln schälen, in kleine Stücke schneiden und weich kochen.

Kokosmilch mit Wasser in einem Gefäß vermischen. Muskatnuss, Ingwersaft und Vanillepulver zugeben und mit einem Stabmixer pürieren. Einmal aufkochen und maximal 5 Minuten köcheln lassen. Mit Zimt, Salz und Zucker würzen und noch einmal aufkochen lassen.

In der Zwischenzeit die Steinpilze putzen und in kleine Scheiben schneiden. Olivenöl in einer Pfanne erhitzen und die Steinpilze kurz anbraten. Sojasoße und Balsamico-Essig dazugeben und ca. 1 Minute weiterbraten.

Suppe in Tellern aufteilen und die Steinpilze in die Suppe geben.

Nährwerte pro Portion

Energie	386 kcal	Kohlenhydrate	34,9 g
Eiweiß	5,1 g	Ballaststoffe	10,6 g
Vitamin A	1,8 mg	Vitamin B_6	0,382 mg
Vitamin C	39,1 mg	Vitamin D	0,0 mg
Vitamin E	6,3 mg	Cholesterin	0,013 mg
Mehrfach ungesättigte Fettsäuren 0,81 g			

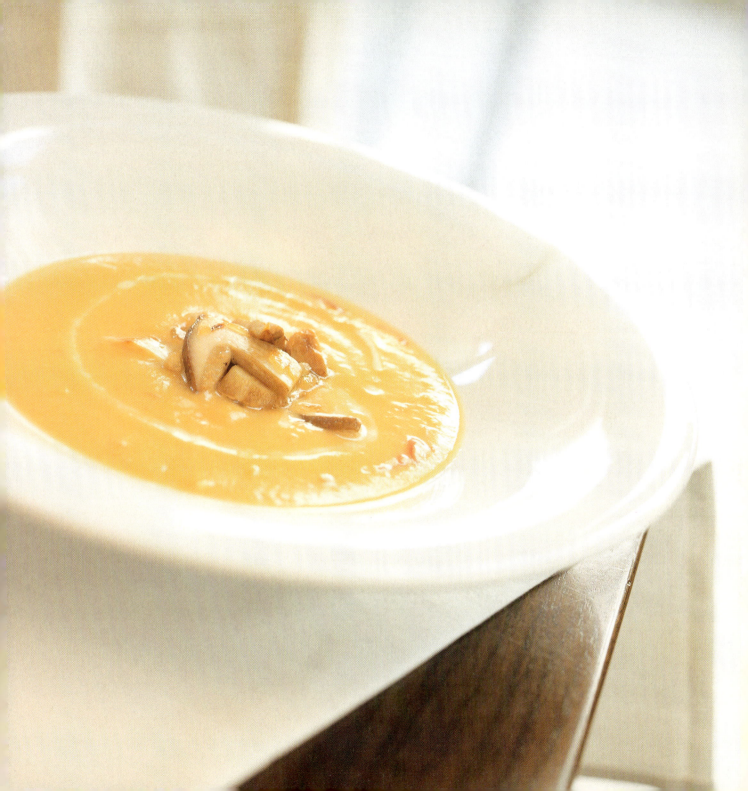

Zubereitungszeit

30 Minuten

Zutaten für 4 Portionen

2 Dosen Zuckermais

1/8 l Kokosmilch

1 TL Zitronensaft

1 TL Maiskeimöl

4 geschälte Riesengarnelen

4 Scheiben Wassermelone

4 Lemongrasstangen

1 TL Olivenöl

Salz · Pfeffer

Zitronenmelisse

Zuckermais-Püree mit Garnelen-Wassermelonen-Spieß

Zubereitung

Mais aus der Dose durch ein Sieb abseihen. Mais, Kokosmilch, Zitronensaft und Maiskeimöl mit einem Mixstab pürieren. Die gesamte Menge durchseihen und in einem Topf aufkochen lassen.

Je eine Garnele und eine Wassermelonenscheibe auf eine Lemongrasstange spießen und in einer mit Olivenöl erhitzten Pfanne beidseitig anbraten, bis die Garnelen gar sind (orangefärbig). Mit Salz und Pfeffer abschmecken.

Jeweils einen Spieß und Püree auf einen Teller geben und mit Zitronenmelisse garnieren.

Nährwerte pro Portion

Energie	316 kcal	Kohlenhydrate	26,9 g
Eiweiß	25,3 g	Ballaststoffe	4,9 g
Vitamin A	0,054 mg	Vitamin B$_6$	0,355 mg
Vitamin C	13,6 mg	Vitamin D	0,001 mg
Vitamin E	4,9 mg	Cholesterin	152,0 mg
Mehrfach ungesättigte Fettsäuren 2,1 g			

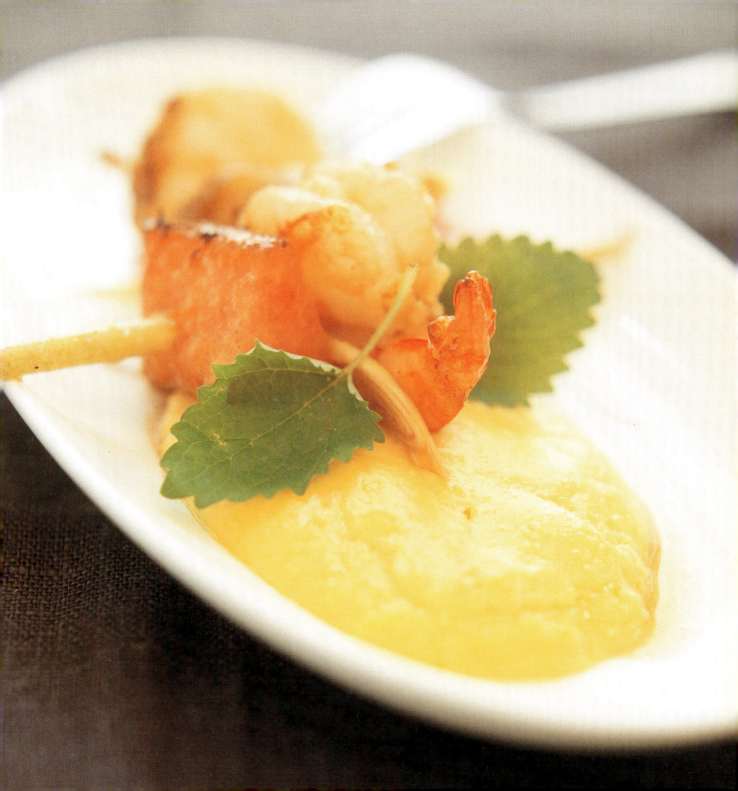

Gesund essen trotz
Zuckerkrankheit

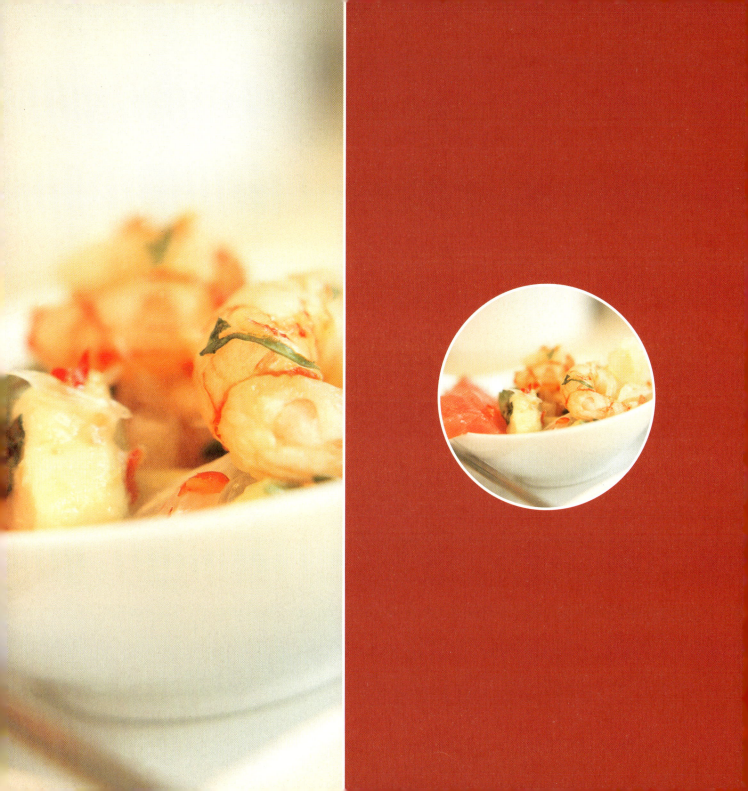

Ändern Sie
Ihren Einkaufszettel!

Fragen Sie sich beim Verfassen Ihrer Einkaufsliste einmal, ob der Hauptbestandteil unserer täglichen Nahrungszufuhr tatsächlich überwiegend aus Kohlenhydraten bestehen soll. Warum glauben Sie steigt die Anzahl der Übergewichtigen und Diabeteskranken von Jahr zu Jahr stetig an? Sind Sie wirklich von den Empfehlungen der Ernährungsgesellschaften überzeugt? Wir nicht.

Sie sollen sich überwiegend von Kohlenhydraten ernähren, wenn Sie zu den Menschen gehören die sich acht Stunden am Tag körperlich schwer betätigen müssen, wenn Sie Leistungssportler sind und wenn Sie an einer energieraubenden Erkrankung leiden.

Wenn Sie aber die meiste Zeit in einer sitzenden oder stehenden Position verbringen, sollten Sie die veralteten Empfehlungen bestimmter Ernährungswissenschaftler überdenken. Die Rechnung ist ganz einfach. Die tägliche Energiezufuhr muss kleiner bzw. gleich des täglichen Energieverbrauchs sein. Das heißt: Verbringen Sie wie üblich einen ganzen Tag im Büro, so wird Ihr Bedarf an mit der Nahrung zugeführter Energie kleiner sein, als wenn Sie den Garten neu bepflanzen oder einen Tag auf der Schipiste verbringen.

Nun wissen sie vielleicht, dass ein Gramm Kohlenhydrate in etwa gleich viel Energie liefert wie ein Gramm Eiweiß. Wenn nicht, dann wissen Sie es jetzt. Darum ist die Frage, warum wir das Eiweiß den Kohlenhydraten vorziehen sollen, berechtigt.

Studien beweisen, dass eine Diät, die zum Großteil aus der Zufuhr von Eiweiß in Kombination mit einem durchschnittlichen Anteil an Fetten, aber kleinen Mengen an Kohlenhydraten, wesentlich gesünder ist, als der bis jetzt empfohlene Verzicht auf Fette in Kombination mit einer kohlenhydratreichen Kost wie Reis, Nudeln, Brot und Kartoffeln.

Eine Schlüsselrolle bei dieser Überlegung spielt das Hormon der Bauchspeicheldrüse – das Insulin. Bei langdauernder Zufuhr von erhöhten Mengen an Kohlenhydraten liegen die Blutzuckerwerte über der Norm.

Dadurch ist die Bauchspeicheldrüse gezwungen, unter erhöhter Beanspruchung zu arbeiten und viel von dem Blutzuckersenkenden Hormon Insulin zu produzieren. Besteht dieser Zustand zu lange, reagieren die Zielzellen nicht mehr ausreichend auf die Signale und es entsteht die gefürchtete Insulinresistenz (»Alterszucker«). Zusätzlich sorgt das »Dickhormon« dafür, dass das mit der Nahrung aufgenommene Fett sofort in den Speichern eingelagert wird. Es kommt rasch zu überflüssigen Fettdepots und Übergewicht. Eine sehr ungünstige Nahrungskonstellation ist zum Beispiel das »altbewährte und geliebte Marmeladebrot mit Butter«.

Durch die Kohlenhydrate in der Marmelade und dem Brot wird viel Insulin ausgeschüttet. Dieses schleust das mit der Butter aufgenommene Fett sofort in die Fettzellen ein.

Der heilsame Tipp

Konzentrieren sie ihre Ernährungsgewohnheiten auf Obst, Gemüse und Fisch! Konsumieren sie wenig Fleisch und wenig Kohlenhydrate! Und, verwenden sie die richtigen Fette!

Diabetes mellitus (Zuckerkrankheit)

Das Wort »Diabetes« kommt aus dem Griechischen und bedeutet eigentlich »die Beine spreizend« (aufgrund des verstärkten Harnflusses). Die allgemeine Übersetzung ist jedoch »Durchgang« oder auch »Harnruhr«.

Den Diabetes mellitus, eine spezielle Form des Diabetes, kennzeichnen die Symptome der vermehrten Harnausscheidung, des permanenten Durstgefühls, des Auftretens von Zucker im Urin und des chronisch erhöhten Blutzuckerspiegels. »Mellitus« ist lateinisch und bedeutet »honigsüß«. Der Name »Diabetes mellitus«, also »honigsüßer Durchfluss« oder auch »Zuckerharnruhr«, bezieht sich auf den süßlichen Geschmack des Urins von Zuckerkranken, der erstmalig im 17. Jahrhundert von dem englischen Mediziner und Naturphilosophen Thomas Willis beschrieben wurde. Das »Schmecken« des Urins war damals die einzige Möglichkeit, diese Krankheit zu diagnostizieren. Bis heute sind nicht alle Fragen geklärt und so gilt nach wie vor, was Aretaios bereits 100 n. Chr. berichtete: »Der Diabetes ist eine rätselhafte Erkrankung.«

Beim Diabetes mellitus, allgemein als »Zuckerkrankheit« bekannt, handelt es sich um eine chronische Störung des Kohlenhydratstoffwechsels. Neben den zwei Hauptformen, dem Typ-1- und dem Typ-2-Diabetes, gibt es noch einige Sonderformen und den Schwangerschaftsdiabetes (Gestationsdiabetes).

Der Typ-1-Diabetes (früher: juveniler Diabetes) beginnt meist in der Jugend und entsteht durch eine immunologische Zerstörung der Inselzellen der Bauchspeicheldrüse. Diese Inselzellen produzieren das Hormon Insulin, das für die Verwertung der Glukose aus der Nahrung verantwortlich ist. Durch die Zerstörung der Inselzellen kommt es zu einem Insulinmangel. Die Glukose aus der Nahrung kann nicht mehr abgebaut werden und der Blutzuckerspiegel steigt. Die Behandlung des Typ-1-Diabetes geschieht durch die Verabreichung von Insulin.

Der Typ-2-Diabetes (früher: Erwachsenen- oder Alters-Diabetes) entsteht in der Regel erst im höheren Lebensalter. Er ist dadurch gekennzeichnet, dass die Körperzellen, an denen das Insulin wirken soll, nicht mehr ausreichend auf Insulin reagieren. Sie sind dem Insulin gegenüber unempfindlich geworden. Ein solcher relativer Insulinmangel, wird auch Insulinresistenz genannt.

Wie kommt es dazu?

Dieses Phänomen wird sehr oft bei übergewichtigen Menschen beobachtet, die durch falsche Ernährung den Blutzucker- und damit in weiterer Folge auch den Insulinspiegel permanent hoch halten. Irgendwann kommt es zu einem Überstimulationsphänomen und der gewünschte Effekt bleibt aus.

Die Therapie des Typ-2-Diabetes erfolgt stufenweise: Begonnen wird mit dem Versuch einer Diät, um den Blutzuckerspiegel zu senken. Bleiben die diätetischen Maßnahmen zur Behandlung ohne den gewünschten Erfolg, werden zunächst blutzuckersenkende Medikamente und im fortgeschrittenen Stadium auch Insulin verabreicht.

Eine lebenslange sorgfältige Blutzuckereinstellung und eine gute Diabetikerschulung sind entscheidend zur Verhinderung von Folgeschäden, die im Wesentlichen die Blutgefäße betreffen. Zu solchen Spätschäden gehören der Herzinfarkt, der Schlaganfall, der so genannte diabetische Fuß, Veränderungen der Netzhaut, die zum Erblinden führen können, Störungen der Nierenfunktion bis hin zum dialysepflichtigen Nierenversagen, Erektionsstörungen und die Schädigung von Nerven, die eine allgemeine Sensibilitätsstörung nach sich zieht.

Dem chinesischen Arzt Sun Ssemiano (etwa 600 n. Chr.) wird folgender Ausspruch zugeschrieben: »Ein guter Arzt findet primär die Ursache einer Erkrankung heraus, und wenn er diese gefunden hat, versucht er sie zuallererst mit der Ernährung zu heilen. Wenn die Ernährung fehlschlägt, dann erst verschreibt er Medizin.«

Ernährung als Therapie der ersten Wahl

Schon der berühmte griechische Arzt Claudius Galen aus Pergamon (129 – 201 n. Chr.) hat der Ernährung in der Therapie des Diabetes mellitus große Bedeutung beigemessen. Auch im alten China und in Indien war schon bekannt, dass die Symptome der Zuckerkrankheit durch eine Änderung der Nahrungszufuhr beeinflusst werden können. Zahlreiche medizinische Größen verschrieben ihren Patienten eine therapeutische Diät.

So verordnete der schottische Arzt John Rollo Folgendes: 1 Liter Milch und 1/4 Liter Zitronenwasser zum Frühstück und vor dem Schlafengehen, zu

Mittag einen Pudding aus Schweineblut und zum Abendessen einen aus altem Fleisch. Der Zustand der Patienten verbesserte sich und die Symptome verschwanden. Später ergänzte Rollo seine Diätempfehlungen mit Kohl, Zwiebeln und Salat.

Studien beweisen, dass die Qualität der eingenommenen Fette die Insulinsensitivität entscheidend beeinflusst. Gesättigte Fette wie z. B. Butter, Schweineschmalz und Kokosfett erhöhen das Risiko an Diabetes zu erkranken und verschlechtern den Zustand bei bereits vorhandener Erkrankung. Auf der anderen Seite können einfach und mehrfach ungesättigte Fettsäuren das Risiko senken und das Krankheitsbild verbessern.

Eine spezielle Rolle spielen die Omega-6-Fettsäuren, zur Gruppe der mehrfach ungesättigten Fettsäuren gehörend, und die Trans-Fettsäuren. Von den Omega-6-Fettsäuren weiß man, dass sie wertvoll für die Gesundheit sind. Allerdings ist immer auf ein ausgewogenes Verhältnis zwischen Omega-6- und Omega-3-Fettsäuren zu achten. Trans-Fettsäuren, welche beim Erhitzen von Fetten und beim Frittieren entstehen und in billiger Margarine vorkommen, sind besonders gefährlich. Sie zerstören Blutgefäße und stellen so eine Gefährdung des Herz-Kreislauf-Systems dar.

Die Ernährungsrichtlinien müssen sich mehr auf die Qualität der Lebensmittel als auf die Quantität alleine konzentrieren, ohne aber das Gleichgewicht zwischen Energiezufuhr und Energieverbrauch außer Acht zu lassen.

Wichtig – Das renommierte Wissenschaftsmagazin »New England Journal of Medicine« (NEJM) bestätigt:

Durch eine Veränderung des Lebensstils, welche mit einer Gewichtsreduktion, regelmäßiger körperlicher Aktivität und einer gesunden Ernährung einhergeht, kann das Risiko an Diabetes zu erkranken um 58 % gesenkt werden!

Glykämischer Index

Besonders wichtig als Therapie- bzw. Präventivmaßnahme ist das Einhalten einer speziellen Diät, bei der überwiegend Nahrungsmittel mit einem geringen Zuckeranteil verwendet werden. Damit werden den Körper belastende Blutzuckerspitzen verhindert und das Risiko einer Krankheitsverschlechterung bzw. das Risiko, an einem Diabetes mellitus Typ 2 zu erkranken, gesenkt. Man nennt sie »low glycemic index«-Diät.

Unter dem Glykämischen Index (GI) versteht man den Anstieg der Blutzuckerkonzentration nach 50 g Kohlenhydraten vom Testessen, verglichen mit einer 50 g Standardmenge vom Referenzkohlenhydrat, meistens Glukose oder Weißbrot. Der GI ist abhängig vom Zeitrahmen der Verdauung und der Schnelligkeit der Zuckerresorption im Verdauungstrakt. Es ist bewiesen, dass Mahlzeiten mit niedrigem glykämischen Index zu niedrigeren Blutzuckerspiegeln und zu einer geringeren Insulinausschüttung führen.

Nahrungsmittel mit einem low glycemic index (LGI)

Algen, Artischocken, Auberginen, Avocados, Beeren allgemein, Birnen, Blattsalate, Brokkoli, Buttermilch, Feigen, Fenchel, Fetakäse, Frühlingszwiebel, Grünkohl, Rosenkohl, Blumenkohl (Karfiol), Ingwer, Kaffee ohne Zucker, Kohlrabi, Käse bis 35 % F. i. T. – z. B. Mozzarella, grüne Oliven, Paprika, Pfirsiche, Pflaumen, Pilze, Lauch, Kräuter allgemein, Mangold, Meeresfrüchte, Erdnüsse, Kirschen, Äpfel, Karotten, Spargel, Spinat, Rot- und Weißkohl, Salatgurken, Sauerkraut, saure Sahne, Sesamöl, Sprossen, Tofu, Tomaten, Zucchini und Zitrusfrüchte, Hülsenfrüchte (z. B. Kichererbsen, Linsen, diverse Bohnensorten, Erbsen), mageres Fleisch und Fisch.

Der heilsame Tipp

Der regelmäßige Verzehr von Vollkornprodukten kann das Risiko senken, an Diabetes zu erkranken! Bei diesen wird der Zucker vom Darm langsam aufgenommen und an das Blut abgegeben. Es entstehen keine gefährlichen hohen Blutzuckerwerte.

Zimt

Der echte Zimtbaum, Cinnamomum verum, bis zu 12 m hoch und immergrün, gehört zur Familie der Lorbeergewächse (Lauraceae). Verwendung findet jedoch die Zimtrinde.

Zimt, in der Menge von mindestens 1 g pro Tag, senkt nachweislich den Blutzuckerspiegel und die Blutfette.

Ginseng

In Studien fand man heraus, dass der amerikanische Ginseng sich besonders gut eignet, um den Blutzucker unmittelbar nach dem Essen wieder zu senken. Zusätzlich kann das HbA1C, ein Wert, der für die gesamte Kohlenhydratstoffwechselsituation repräsentativ ist, durch Ginseng verbessert werden. Die Ginsengfrucht scheint dabei noch wirksamer zu sein als die Wurzel, da sie zusätzlich beim Abnehmen hilft.

Aloe vera

Aloe vera gehört zur Familie der Liliengewächse (Liliaceae). Der honigfarbene Saft der Blätter senkt den Blutzuckerspiegel.

Chrom

Chrom bedeutet übersetzt Farbe. Seinen Namen verdankt dieses Spurenelement den schön gefärbten Chromsalzen. Chrom wurde Ende des 18. Jahrhunderts entdeckt, jedoch erst 1959 als essentielles Spurenelement für den Menschen erkannt. Mit zunehmendem Alter sinkt beim Menschen der Chromspiegel stetig. Chrom spielt beim Stoffwechsel von Kohlenhydraten, speziell bei der Aufnahme von Zucker, eine wichtige Rolle. Es reguliert den Blutzuckerspiegel vor und nach dem Essen, hält das HbA1C konstant und verbessert die Wirkung des körpereigenen Insulins. Chrom ist ein wahres Multitalent für Diabetiker oder für die Menschen, die es nie werden wollen. Empfohlene Dosierung bis zu 200 mcg täglich.

Nopal

Der Feigenkaktus, Opuntia ficus indica, wird in Mexiko auch »Nopal« genannt. Die Blätter des Feigenkaktus sind bekannt für ihre Zucker-, Insulin- und Cholesterinsenkende Wirkung. In der Gegend um die Pyramiden von Teotihuacan in Mexiko, wo das Opuntien-Anbaugebiet Milpa Alta liegt, tritt Diabetes mellitus äußerst selten auf. Erst relativ spät hat

Zutaten	Inhaltsstoffe
Lachs, Tunfisch, Sardinen, Makrele, Kabeljau, Rotbarsch Heilbutt, Krabben, Hering, Nüsse (speziell Walnüsse), Walnussöl, Distelöl, Sonnenblumenöl, Samen (speziell Leinsamen), Vollkornprodukten mit hohem Ballaststoffanteil	mehrfach ungesättigte Fettsäuren (Omega-6 und Omega-3)
Olivenöl, Rapsöl, Sesamöl	einfach ungesättigte Fettsäuren
Bierhefe, Fleischprodukte, Leber, Nieren, Muskelfleisch, Käse, Vollkornprodukte, Austern, Pfeffer, Nüsse, brauner Zucker	Chrom
Kakao, Weizenkeime, Sojamehl, Reis, Tee, Mandeln, Erdnüsse, Haselnüsse, weiße Bohnen, Hülsenfrüchte, Fische, Dörrobst, Käse, Mineralwasser	Magnesium
Hering, Lachs, Sardinen, Makrelen, Forelle, Bückling, Tunfisch, Austern, Steinpilze, Morcheln, Avocado, Leber, Camembert, Gouda, Milchprodukte	Vitamin D
Erdnussöl, Sesamöl, Mais, Bohnen, Spargel, Palmöl, Rapsöl, Traubenkernöl, Weizenkeimöl, Sonnenblumenöl, Olivenöl, Haselnüsse, Mandeln, Sonnenblumenkerne	Vitamin E

**Welche Zutaten
können helfen?**

man die Erklärung dafür gefunden. Heute geht man davon aus, dass der hohe Verzehr von Nopales, also den Blättern des Feigenkaktus, bei der indianischen Bevölkerung dafür verantwortlich ist.

Magnesium

Magnesium gehört zu den in der Medizin lange bekannten und für den Menschen wichtigsten Mineralstoffen. Es ist an rund 300 Enzymreaktionen beteiligt und spielt unter anderem eine wichtige Rolle im Stoffwechsel von Kohlenhydraten. Dort kann es den Blutzuckerspiegel senken und die Insulinsensitivität verbessern.

Basilikum

Basilikum reguliert den Blutzuckerspiegel vor und nach dem Essen. Zusätzlich verringert es das Auftreten von Zucker im Harn.

Vitamin D

Eine Studie ergab, dass nicht übergewichtige Mäuse, die typischerweise DM Typ 1 entwickeln, durch die Fütterung von Vitamin D um 80 % seltener erkranken als üblich. Daraufhin verabreichten Ärzte Kindern ab dem ersten Lebensjahr regelmäßig 2000 I. U. (internationale Units) Vitamin D – es kam zu einer Risikominderung von 80 %!

Vitamin E

In einer Studie wurde bestätigt, dass Vitamin E das für den Erfolg der Diabetestherapie wichtige HbA1C senkt.

Der heilsame Tipp

Ersetzen Sie beim Kochen das Salz durch wertvolle Kräuter. Ihr Körper wird es Ihnen danken!

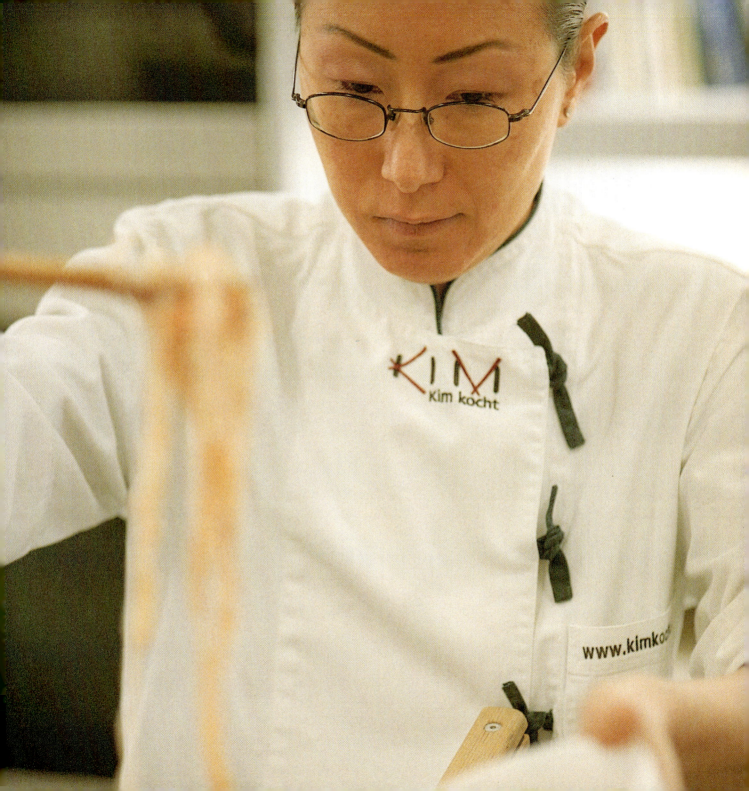

Zubereitungszeit

20 Minuten

Zutaten für 4 Portionen

8 dünne Scheiben Tunfischfilet

1 Avocado

Saft von 1 Limette

POMELO-SHRIMPS-SOSSE

1 Pomelo (oder Grapefruit)

50 g getrocknete Shrimps

Salz

1 Prise Zucker

Koriandergrün

Limettensaft

Chili

12 gekochte Cocktailgarnelen

Tunfisch-Avocado-Scheiben mit Pomelo-Shrimps-Soße

Zubereitung

Avocado in Scheiben schneiden und mit Limettensaft beträufeln, damit sie nicht schwarz werden.

POMELO-SHRIMPS-SOSSE: Pomelo schälen und in mundgerechte Stücke brechen. Mit getrockneten Shrimps, Salz, Zucker, Koriandergrün, Limettensaft und Chili in einen Mixer geben und pürieren. Gekochte Cocktailgarnelen darunter mischen und abschmecken.

In einer Schüssel oder auf einem Teller Tunfisch- und Avocado-scheiben anrichten, mit Pomelo-Shrimps-Soße garnieren und mit Olivenbrot oder Baguette servieren. Dazu kann auch Wildreis gegessen werden.

Nährwerte pro Portion

Energie	410 kcal	Kohlenhydrate	8,1 g
Eiweiß	40,4 g	Ballaststoffe	2,4 g
Vitamin A	0,247 mg	Vitamin B$_6$	0,76 mg
Vitamin C	38,8 mg	Vitamin D	0,003 mg
Vitamin E	7,0 mg	Cholesterin	244,0 mg
Mehrfach ungesättigte Fettsäuren 4,7 g			

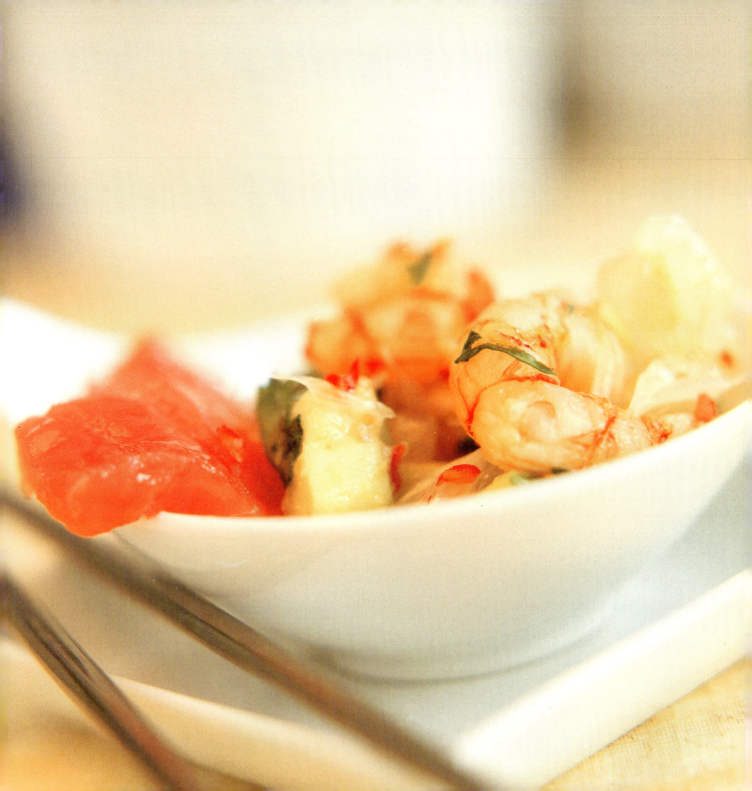

Zubereitungszeit

20 Minuten

Zutaten für 4 Portionen

SOJA-ZIMT-SOSSE

1/8 l Teriyakisoße

2 EL Ahornsirup

1 Zimtstange

HUHN-GEMÜSE-SPIESS

400 g Hühnerbrust

1 mittelgroße Zucchini

1 Karotte

2 Schalotten

1 roter Paprika

4 Holzspieße

150 g Basmati-Reis

50 g Wildreis

Huhn-Gemüse-Spieß
in Soja-Zimt-Soße mit Thai-Reis

Zubereitung

SOJA-ZIMT-SOSSE: Teriyakisoße mit Ahornsirup und Zimtstange 10 Minuten köcheln lassen und auf die Seite stellen.

HUHN-GEMÜSE-SPIESS: Hühnerbrust in kleine Stücke schneiden. Gemüse waschen. Zucchini und Karotte mit der Brotschneidemaschine in dünne Scheiben (ca. 2 mm) schneiden und einrollen. Die Schalotten schälen und halbieren, den Paprika entkernen und vierteln. In folgender Reihefolge auf die Holzspieße stecken: Huhn – Paprika – Huhn – Zucchini – Karotten – Huhn – Schalotten. In einer heißen Pfanne ca. 4 Minuten braten, bis die Hühnerstücke gar sind.

Zum Schluss die Soße in die Pfanne geben. Huhn-Gemüse-Spieß mit Soja-Zimt-Soße und Thai-Reis servieren.

Thai-Reis-Zubereitung – siehe Rezept auf Seite 146.

Nährwerte pro Portion (ohne Reis)

Energie	201 kcal	Kohlenhydrate	14,7 g
Eiweiß	28,6 g	Ballaststoffe	5,2 g
Vitamin A	0,576 mg	Vitamin B$_6$	0,78 mg
Vitamin C	63,0 mg	Vitamin D	0,0 mg
Vitamin E	1,7 mg	Cholesterin	66,0 mg
Mehrfach ungesättigte Fettsäuren 1,3 g			

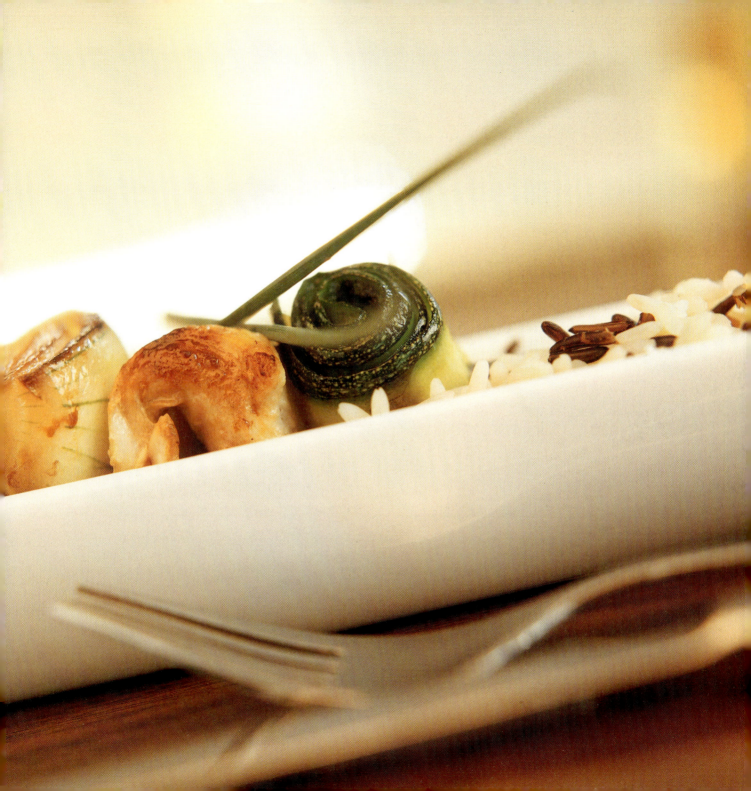

Literatur

Alarcon de la Lastra C. et al.: Mediterranean diet and health. Biological importance of olive oil. Curr. Pharm. Des. 2001 Jul., 7(10): 933-950.

Alpert J. E., Fava M: Nutrition and depression. The role of folate. Drugs. 1990, 39 Suppl. 3: 49-52.

Block G.: Vitamin C and cancer prevention. The epidemiological evidence. Am. J. Clin. Nutr. 1991, 53: 270-282.

Brand-Miller J. et al: Low-Glycemic Index diets in the management of Diabetes. A meta-analysis of randomized controlled trials. Diabetes Care. 26: 2261-2267.

Cao G., Sofic E., Prior R. L.: Antioxidant capacity of tea and common vegetables. J. Agric. Food. Chem. 1996, 44: 3426-31.

Chaudhary L. R. et al: Inhibition of cell survival signal protein kinase B/Akt by curcumin in human prostate cancer cells. J. Cell. Biochem. 2003 May, 89(1): 1-5.

Chiao J. W. et al: Sulforaphane and its metabolite mediate growth arrest and apoptosis in human prostate cancer cells. Int. J. Oncol. 2002 Mar., 20(3): 631-636.

Choi H. K., Atkinson K., Karlson et al: Alcohol intake and risk of incident gout in men. A prospective study. Lancet 2004, 363: 1277-81.

Christie S. et al: Flavonoid supplement improves leg health and reduces fluid retention in pre-menopausal women in a double-blind, placebo controlled study. Phytomedicine 2004 Jan.; 11(1): 11-7.

Christopher Duggan et al: Protective nutrients and functional foods for the gastrointestinal tract. Am. J. Clin. Nutr. 2002. 75: 789-808.

Clark L. C. et al: Effects of selenium supplementation for cancer prevention in patients with carcinoma of the skin. A randomized controlled trial. J. Am. Med. Assoc. 1996, 276: 1957-1963.

Dalais F. S. et al: Effects of dietary phytoestrogens in postmenopausal women. Climacteric. 1998 Jun., 1(2): 124-129.

Dey L. et al: Anti-hyperglycemic effects of ginseng. Comparison between root and berry. Phytomedicine. 2003, 10(6-7): 600-605.

Gray J. B., Martinovic: Eicosanoids and essential fatty aicd modulation in chronic disease and the chronic fatigue syndrome. Med. Hypotheses 1995, 43: 31-42.

Gurbuz A. T. et al: Supplemental dietary arginine accelerates intestinal mucosal regeneration and enhances bacterial clearance following radiation enteritis in rats. J. Surg. Res. 1998, 74: 149-154.

Haidinger G., Vutuc C.: Krebs und Ernährung, in K. Widhalm, E. Diallo-Ginstl (ed.) Ernährungsmedizin, ÖÄK Verlag 2000.

Harrington E.: Diet and Migraine. Journal of Human Nutrition. 1980, 34: 175-180.

Harris M. M. et al: Dietary iron is associated with bone mineral density in healthy postmenopausal women. J. Nutr. 2003 Nov., 133(11): 3598-602.

Hermansen K. et al: Effects of soy and other natural products on LDL. HSL ratio and other lipid parameters: a literature review. Adv. Ther. 2003, 20: 50-78.

Ho S. C. et al: High habitual calcium intake attenuates bone loss in early postmenopausal Chinese women. An 18-month follow-up study. J. Clin. Endocrinol Metab. 2004 May, 89(5): 2166-2170.

Holick M. F.: Vitamin D. Importance in the prevention of cancers, type 1 diabetes, heart disease and osteoporosis. Am. J. Clin. Nutr. 2004, 79: 362-371.

Jacobsen M. B., Aukrust P. et al: Relation between food provocation and systemic immune activation in patients with food intolerance. Lancet 2000, 356: 400-401.

Jenkins D. J. A.: The Garden of Eden – plant based diets, the genetic drive to conserve cholesterol and its implications for heart disease in the 21th century. Comparative Biochemistry and Physiology 2003, 136: 141-151.

Khan A. et al: Cinnamon improves glucose and lipids of people with type 2 diabetes. Diabetes Care. 2003 Dec. 26 (12): 3215-3218.

Kim H. S. et al: Effects of ginsenosides Rg3 and Rh2 on the proliferation of prostate cancer cells. Arch. Pharm. Res. 2004 Apr., 27(4): 429-435.

Kronenberg F. and Fugh-Berman A.: Complementary and Alternative Medicine for Menopausal Symptoms: A review of randomized, controlled trials. Ann. Intern. Med. 2002, 137: 805-813.

Lands W. E.: Primary prevention in cardiovascular disease. Moving out of the shadows of the truth about death. Nutr. Metab. Cardiovasc Dis. 2003, 13: 154.

Leal P. F. et al: Functional properties of spice extracts obtained via fluid extraction. J. Agric. Food. Chem. 2003 Apr. 23; 51(9): 2520-2525.

Lien H. C. et al: Effects og ginger on motion sickness and gastric slow-wave dysrhythmias induced by circular vection. Am J Physiol Gastrointest Liver Physiol. 2003 Mar, 284.

Logan A. C., Wong C.: Chronic Fatigue Syndrome: Oxidative Stress and Dietary Modifications. Alternat. Med. Rev. 2001: 6, 450-459.

Mahady G. B. et al: Ginger (Zingiber officinale Roscoe) and the gingerols inhibit growth of Cag A+ strains of Helicobacter pylori. Anticancer Res. 2003, 23(5A): 3699-3702.

Mann J. I. et al: Diet and risk of coronary heart disease and type 2 diabetes. The Lancet. 2002, 360: 783-789.

Messina M. and Hughes C.: Efficacy of Soyfoods and Soybean Isoflavone supplements for alleviating menopausal symptoms is positively related to initial hot flush frequency. J. Medicinal Food. 2003, 6: 1-11.

Morre D. J. et al: NADH oxidase activity from sera altered by capsaicin is widely distributed among cancer patients. Arch. Biochem. Biophys. 1997 Jun. 15, 342(2): 224-230.

Murphy K. J., Sinclair A. J. et al: Dietary flavanols and procyanidin oligomers from cocoa (Theobroma cacao) inhibit platelet function. Am. J. Clin. Nutr. 2003, 77: 1466-73.

Nikander E. et al: Effects of phytoestrogens on bone turnover in postmenopausal women with a history of breast cancer. J. Clin. Endocrinol. Metab. 2004 Mar.; 89(3): 1207-12.

Nkondjock P. Ghadirian: Intake of specific carotenoids and essential fatty acids and breast cancer risk in Montreal, Canada. Am. J. Clin. Nutr. 2004, 79: 857-64.

Ohno T. et al: Antimicrobial activity of essential oils against Helicobacter pylori. Helicobacter. 2003 Jun., 8(3): 207-15.

Palermo M. et al: Grapefruit juice inhibits 11-ß-hydroxysteroid dehydrogenase in vivo, in man. Clin. Endocrin 2003 July, 59(1): 143-145.

Rajaram S.: The effect of vergetarian diet, plat foods and phytochemicals on hemostasis and thrombosiss. Am. J. Clin. Nutr. 2003, 78: Suppl. 552-558.

Renaud S.: Wine, alcohol, platelets and the French Paradox for coronary heart diisease. Lancet 1992, 339: 1523-1526.

Riccardi G., Clemente G. et al: Gycemic index of local foods and diets. The mediterranean experience. Nutrition reviews 2003, 61: 56-60.

Rivellese A. A. and Lilli S.: Quality of dietary fatty acids, insulin sensitivity and type 2 diabetes. Biomedicine and Pharmacotherapy. 2003, 57: 84-87.

Roemheld-Hamm B. and Dahl N.: Herbs, Menopause and Dialysis. Alternative Medicine and Nephrology. 2002, 15: 53-59.

Salmerón J. et al: Dietary fat intake and risk of type 2 diabetes in women. Am. J. Clin. Nutr. 2001, 73: 1019-1026.

Samir Asfar et al: Effect of Green Tea in the prevention and reversal of fasting-induced intestinal mucosal damage. Nutrition. 2003, 19: 536-540.

Sandor P. S., diClemente L. et al: Coenzyme Q10 for Migraine prophylaxis. A randomised controlled trial. Cephalagia 2003, 23: 577.

Schoenen J., Jacquy J. et al: Effectiveness of high-dose riboflavin in migraine prophylaxis. A ranomized controlled trial. Neurology 1998, 50: 466-470.

Silberstein S. D.: Migraine. The Lancet. 2004, 363: 381-391.

Smith A. T.: Behaviooral, attitudinal and dietary responses to the consumption of wholegrain foods. Proc. Nutr. Soc. 2003, 62: 455-467.

Surh Y. J.: Anti-tumor promoting potential of selected spice ingredients with antioxidative and anti-inflammatory activities. A short review. Food Chem. Toxicol. 2002, 40: 1091-1097.

Tuomilehto J. et al: Prevention of type 2 Diabetes mellitus by changes in lifestyle among subjects with impaired glucose tolerance. NEJM. 2001 May, 344: 1343-1350.

Vlajinac H. D. et al: Diet and Prostate Cancer. A Case-Control Study. Eur. J. Can. 1997, 33: 101-107.

Wang H., Cao G., Prior R. L.: Total antioxidant capacity of fruits. J. Agric. Food. Chem. 1996, 44: 701-705.

Wertz et al: Lycopene. Modes of action to promote prostate health. Arch. Biochem. Biophys. 2004 Oct 1; 430(1): 127-134.

World Cancer Research Fund in association with American Institute for Cancer Research: Food, Nutrition and the Prevention of Cancer. A Global Perspective, World Cancer Research Fund/American Institute for Cancer Research, Washington 1997.

Yeh G. Y. et al: Systematic review of herbs and dietary supplements for glycemic control in diabetes. Diabetes Care. 2003, 26(4).

Young S. N.: The 1989 Borden Award Lecture. Some effects of dietary components (amino acids, carbohydrate, folic acid) on brain serotonin synthesis, mood, and behavior. Can. J. Physiol. Pharmacol. 1991, 69: 893-903.

Young S. N: The use of diet and dietary components in the study of factors controlling affect in humans. A review. J. Psychiatry Neurosci. 1993, 18: 235-44.

Zaridzde D.G.: Diet and Cancer, in: Bourne G.H. (ed.) World Review of Nutrition and Diets. Karger, Basel 1986.

Zittermann A.: Effects of Vitamin K on calcium and bone metabolism. Curr. Opin. Clin. Nutr. Metab. Care. 2001 Nov., 4(6): 483-487.